促進健康生活

Promote a Healthy Life
Hypertension

高血壓篇

劉顯達／主編　美和技術學院餐旅管理系等／著

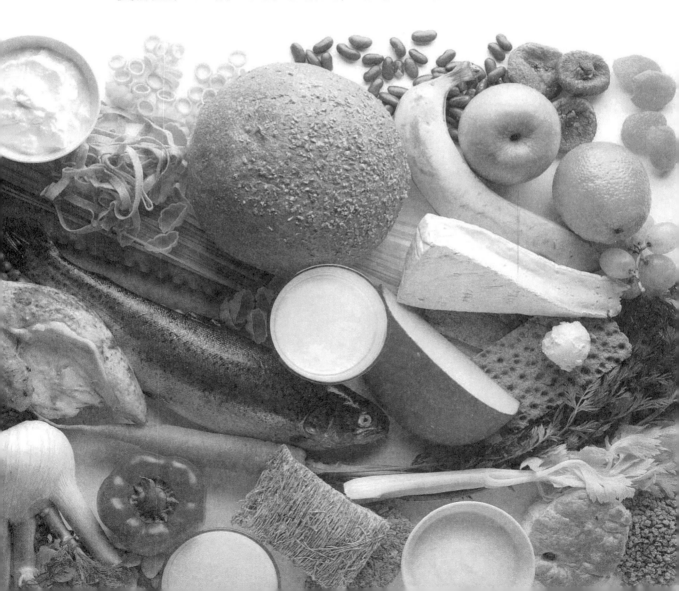

劉　序

　　本校於九十六年成立餐旅管理系，分置於醫護生技學群，將來奉教育部准予改名科技大學後，也將隸屬於健康暨護理學院，有其特別意義及特色，美和是台灣第一所私立護理專科學校，現為美和技術學院，一路走來，均強調以健康為主軸之專業技職教育，健康產業更與本校息息相關。餐旅系教學目標結合本校特色，發揮以健康為主軸的餐旅管理，換言之，將以達到促進人們健康為目的。

　　中西餐美食人人喜好，但常有高油、高脂、高鹽、低纖的疑慮，因此，常有「好吃的不健康，健康的不好吃」的說法。為達到好吃又健康，同時針對特殊病史或族群，如高血壓、心血管疾病、糖尿病等，其餐飲更應有專家作特殊的設計，因之，本校餐旅系結合護理系、食品營養系、休閒運動保健系，由餐旅系王子玲主任領軍撰寫本書，對高血壓族群之健康促進及改善生活飲食作努力。

　　本書共分三部分，第一為高血壓的一般認識；第二為介紹適合高血壓族群之中餐、西餐、甜點及飲料系列；第三為運動篇。本書希望對高血壓族群有所幫助，同時證明本校籌備中之健康學院各系所之團隊合作成功。

　　最後，願本書對高血壓族群有所貢獻，健康會更多。

美和技術學院校長

劉顯達

2010年4月

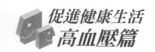

鍾　序

　　許多研究指出，健康的飲食可以治療或預防高血壓、心臟病、糖尿病、肥胖症、腎臟病、免疫疾病、阿茲海默症……等。坊間亦有許多關於食物、健康和疾病等錯誤常識的報導，致使國人不易養成正確飲食的觀念，甚至年紀輕輕就失去了健康，殊為遺憾！

　　近年來，隨著國民經濟所得大幅提高，生活工作壓力俱增，國人飲食習慣的改變，導致各種慢性疾病發生率有日漸增加的趨勢。根據統計，二〇〇九年屏東縣十大死因中的疾病，就有癌症、腦血管疾病、心臟疾病、糖尿病、腸胃病、高血壓等六項與飲食息息相關，可見在屏東縣健康飲食的推動是刻不容緩的工作。

　　欣見美和技術學院劉顯達校長一呼百諾下，由本校餐旅系等系所學者專家，共同編著完成《促進健康生活——高血壓篇》一書，介紹高血壓治療飲食（Dietary Approaches to Stop Hypertension diet, DASH diet）守則。然根據《高血壓治療準則》書中強調，採用DASH飲食和改變生活形態，其治療效果可媲美一顆降血壓的藥，足見健康飲食的重要性，期許未來能規劃針對前述本縣常見與飲食相關之六種慢性病的健康飲食，舉辦示範活動、邀請產官學界及社區鄉親參與，達到教學相長，建立正確的飲食觀念並落實於日常生活中，以促進身體健康，減少疾病之發生、降低健保費用支出。同時深切的期望，在教育界的「德智體群美」五育中未來能加入「食育」，讓國人能更早獲得正確的飲食知識。

　　「醫食同宗、藥食同源」是古人智慧的箴言，顯見飲食與健康息息相關。常言道：「命好不如習慣好」，吃健康的食物、喝好的水、適度運動、充分休養，養成好的生活習慣，是促進身體健康不變的真理，期待全民皆能遠離疾病，永保身心靈健康。

美和技術學院
行政副校長暨健康照護研究所所長
鍾蝶起
2010年4月

編者序

近年來，隨著國民經濟所得提高，人口高齡化，生活步調加快，以及工作壓力與日俱增等因素，加上飲食西化益形普遍而導致飲食型態的改變，國人對於含有高熱量、高鹽、高精緻糖類、高蛋白、高油脂及低纖維等食物攝取量增加，如此過當的飲食狀態，造成許多慢性疾病的產生，其中高血壓便是一個很顯明的病症。

為使一般民眾多認識高血壓病症對我們身體健康甚至生命所帶來的威脅，瞭解飲食中影響高血壓的危險因子有哪些？如何正確選擇食材，並烹調出營養均衡、衛生安全及兼具色、香、味的美食佳餚，以及學習針對高血壓預防的各種休閒與運動的方法等，美和技術學院劉顯達校長特別邀集本校護理系、食品營養系、餐旅系及休閒保健系等十餘位專家學者，共同編著完成一本《促進健康生活——高血壓篇》，以提供民眾正確的觀念與知識，及早做好高血壓的預防醫學的準備工作，以享受健康彩色的人生。

全書分為「營養篇」、「飲食篇」及「運動篇」等章節。「營養篇」由高血壓的致病原因、病理及生理現象，說明營養素及熱量攝取的概念，介紹「得舒飲食」（Dietary Approaches to stop Hypertension, DASH diet）的原則與健康養生食譜；「飲食篇」則介紹中餐、西餐、茶飲及甜點等各種高血壓食譜的烹調技巧；「運動篇」則是介紹各種適合高血壓運動的方式與處方，全書並配有生動的圖文解說與精彩照片供參考。期望透過本書帶給大家健康與活力，提升生活品質，創造美好人生。

最後，感謝諸多促成此書出版的因緣，和所有同仁奉獻的心力，使得本書增色不少，本校將陸續推出「健康促進系列叢書」，疏漏之處在所難免，期盼賢達先進不吝指正。

編者謹序

美和技術學院
餐旅管理系主任
王子玲
2010年4月

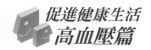

總策劃　劉顯達

* 美國科羅拉多州立大學植病研究所博士
* 美和技術學院校長

執行企劃　鍾蝶起

* 高雄醫學大學醫學研究所博士
* 美和技術學院行政副校長

執行企劃　陳景川

* 美國康乃爾大學食品科技博士
* 美和技術學院學術副校長

總編輯　王子玲

* 英國曼徹斯特都會大學餐旅管理研究所
* 美和技術學院餐旅管理系（科）技術助理教授兼系主任
* 「飲料調製」職類丙級技術士技能檢定術科測試監評人員

作者群

黃宏隆	覃孟雄
台灣大學農化研究所碩士 ✿ 美和技術學院餐旅管理系（科）技術助理 ✿ 教授 專長： ✿ 烘焙加工技術、麵條與麵食加工技術、工廠經營與管理、麵食餐館經營管理、餐飲衛生與安全	大仁科技大學餐旅管理系 ✿ 美和技術學院餐旅管理系（科）技術助理 ✿ 教授 專長： ✿ 中餐烹調、餐飲衛生安全、廚房規劃設計
鍾幸潔	**馬龍煌**
日本國二葉製菓學校 ✿ 美和技術學院餐旅管理系（科）技術講師 ✿ 專長： ✿ 烘焙（麵包、蛋糕、西點）	大仁科技大學餐旅管理系 ✿ 美和技術學院餐旅管理系（科）技術講師 ✿ 專長： ✿ 中餐、西餐、餐飲服務
謝釗益	**陳永財**
逢甲大學經濟研究所碩士 ✿ 美和技術學院餐旅管理系（科）講師 ✿ 專長： ✿ 經濟學、稅務法規、財政學	國立高雄應用科技大學觀光事業科 ✿ 美和技術學院餐旅管理系（科）技術講師 ✿ 專長： ✿ 飲料調製、餐飲服務、俱樂部管理
劉上裕	**張耀中**
美和技術學院經營管理研究所畢業 ✿ 美和技術學院餐旅管理系（科）講師 ✿ 專長： ✿ 網頁設計、資料庫應用	大仁科技大學休閒管理所管理學碩士 ✿ 美和技術學院餐旅管理系（科）專業技術 ✿ 教師 美和技術學院董事 ✿ 三千院飲食工房餐廳總經理 ✿ 金禾別苑法式餐廳總經理 ✿ 專長： ✿ 餐廳經營管理

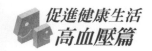

黃文瑛	林慧麗
❀ 國立台灣大學農化所博士 ❀ 美和技術學院食品營養系系主任 ❀ 專長： ❀ 食品微生物、發酵技術、動植物組織培養	❀ 高雄醫學大學基礎醫學研究所博士 ❀ 美和技術學院食品營養系系主任助理教授 ❀ 專長： ❀ 營養相關科學、生物技術
許秀月	黃國儀
❀ 英國歐斯特大學護理研究所博士 ❀ 美和技術學院護理系副教授兼系主任暨長期照護學位學程主任 美和技術學院附設居家護理所負責人 ❀ 專長： ❀ 長期照護、健康照護、老人護理、性教育、醫療行政與管理	❀ 澳洲梅鐸大學企管碩士 ❀ 美和技術學院護理系講師 ❀ 專長： ❀ 婦科護理學、性別教育、社區護理、健康促進、中醫護理、情緒管理、壓力調適
蔡鋒樺	蔡永川
❀ 運動管理（Doctor of Sports Management）博士 ❀ 美和技術學院休閒運動保健學系助理教授暨系主任 曾任： ❀ 美和技術學院兼任體育講師 大鵬灣青洲遊憩區經理 皮亞斯義大利餐廳負責人 專長： ❀ 運動休閒管理行銷學、運動俱樂部經營與管理、團體活動設計、健康促進管理師、運動設備之管理、休閒活動規劃與設計、體育健康教育之管理、運動場館管理	❀ 美國南達科他州健康體育休閒碩士 ❀ 美和技術學院休閒運動保健學系講師 ❀ 曾任： ❀ 美和技術學院課外活動指導組組長 美和技術學院就業輔導組組長 美和技術學院校友服務組組長 專長： ❀ 健康體適能、運動訓練、運動處方

目　　錄

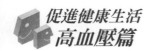

前　言

　　腦血管疾病俗稱「腦中風」，在行政院衛生署（2008）台灣地區主要死因統計資料結果中發現，腦血管疾病高居二〇〇八年十大死因的第三位，死亡人數佔十大死因的7.5％，約10,663人，而高血壓併發症會產生腦中風，高血壓疾病死亡人數佔十大死因的2.5％，約3,507人。歐欣儀（2008）提到老年高血壓常合併其他慢性病，其罹患中風的機率是一般人的七倍，罹患冠心病的機率是一般人的三至五倍，罹患心臟病的機率甚至是一般人的十五倍。根據中央健康保險局二〇〇六年支出醫療費用報告高血壓及合併症的高血壓其醫療費用支出就有149億點，占前二十大疾病醫療費用的2.73％，是國內疾病別醫療費用支出較高的疾病（歐欣儀，2008）。如何有效控制血壓減輕罹患腦中風的危險性，降低醫療費用支出，實是刻不容緩。有鑑於此，行政院衛生署亦推行高血壓醫療給付改善方案，強調高血壓的疾病管理及預防。

何謂高血壓？

　　依美國JNC-VI中之高血壓定義，將高血壓分為理想血壓、適當血壓、邊緣性高血壓及高血壓（衛生署，2008）。分述如下：

1. 高血壓（difinite hypertension）：是指收縮壓≧140 mmHg，或舒張壓≧90 mmHg，或正在服用降血壓藥物。
2. 邊緣性高血壓（high_normal hypertension）：是指收縮壓130～139 mmHg，或舒張壓85～89 mmHg，且無用藥。

3. 適當血壓（normal blood pressure）：是指收縮壓於120～129 mmHg之間，舒張壓於80～84mmHg之間。

4. 理想血壓（Optimal Blood Pressure）：是指收縮壓＜120mmHg，且舒張壓＜80mmHg。

　　通常臨床上要診斷為高血壓需有三次不同的時間量出的血壓高於正常值，而且在測量前病人要先休息十五分鐘以上（丁柔安，1999；歐欣儀，2008）。中醫對高血壓的定義是以病因辨證，即因人體氣血運行異常或情志失調、飲食失節、陰陽平衡失調導致眩暈、中風、肝陽上亢、肝風、肝火、頭風、肝腎陰虛、痰濕內阻等高血壓的病徵（歐欣儀，2008）。

　　高血壓依形成的病因，分為原發性與續發性高血壓。有95％以上高血壓患者是屬於原發性，主要是遺傳（家族史）和環境因素（肥胖、抽菸、喝酒、生活壓力大、高鈉飲食、缺乏運動等）相結合所造成的。約有5％高血壓患者是屬於續發性，此種高血壓是因疾病造成的症狀，如慢性腎臟疾病、腎血管病變、腎上腺瘤、主動脈狹窄等，若疾病治療好，高血壓也就改善（衛生署，2004）。

　　高血壓病人的症狀除血壓升高外，在心臟、血管、腎、眼底都有不同程度的病變，如頭痛、眩暈、耳鳴、失眠、面朝紅、目赤、易怒等。血壓若沒有控制好，則會出現心臟病、腦中風、腎功能衰竭等合併症（張景勳等，2004）。

　　依據衛生署國民健康局二〇〇三年提出的台灣地區高血壓、高血糖、高血脂盛行率調查期末報告中知悉，高血壓的控制率僅達二至三成並不理想。有研究指出，若有效控制高血壓，約可降低35至40％腦中風和15％心肌梗塞發生的危險率（張景勳等，2004）。西醫是以抗高血壓藥物治療為主，再加上高血壓防治；高血壓防治方法很多，一般著重在體重控制、飲食攝取、規律運動、定期健康檢查、情緒管理、壓力紓解、追蹤血壓變化等（張景勳等，2004；黃麗春，2005）。中醫除了以中藥治療外，注重飲食治療更甚於藥物治療，再加上針灸療法、敷臍療法、足浴療法、藥線穴位埋藏法、耳穴埋豆法、穴位按摩法、穴位埋線、穴位貼敷、氣功、靜坐調息等輔助治療。以上多半是針對原發性高血壓疾病的治療處置。

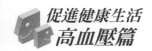

　　有鑑於此，美和技術學院劉校長顯達先生特別召集餐旅系、休閒保健系、營養系、護理系等各系專家學者共同著手完成一本《促進健康生活——高血壓篇》，以提供民眾做好高血壓防治工作。首先是飲食篇，針對餐飲的部分，讓高血壓個案不但能控制體重更能吃出健康？其次是運動篇，透過各項運動，階段性的達成目標。期望透過本書帶給大家健康與活力，並提升生活品質，降低死亡率。

高血壓的
飲食調控篇

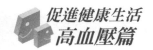

高血壓的形成與發生率

一般所謂的血壓即是動脈壓,形成動脈壓的原因包括:心臟收縮將血液壓入動脈之量(心輸出量)、血管系統中液體的體積(血液量)、動脈管壁對血流的抗力(末梢血管之抗力)等,而影響此三者之因素皆會影響血壓。另外,血管的直徑和血液黏滯性均會影響,當血管直徑變小時(如:動脈粥狀硬化),會使抗性及血壓增加,當血中血脂濃高時,便會造成血液黏滯性的增加,也同時會造成血壓的上升。飲食在影響血管的直徑與黏滯性占了相當重要的地位,尤其是現在飲食的西化,生活的富裕,在飲食攝取過量的狀況下,便會增加血膽固醇(增加動脈粥狀硬化的危險)及三酸甘油酯(增加血液黏滯性),而造成許多的慢性病的產生,高血壓便是其一。

根據最新國民營養健康調查(2005～2008)資料顯示,國人十九歲以上成人高血壓盛行率是17.5%,高血壓邊緣性有22.2%,而五十歲以上人口高血壓的盛行率是38.5%,處於高血壓邊緣性者有38%,表示五十歲以上的民眾,有接近八成不是有高血壓就是有高血壓的風險。而健保局公布十大用藥榜首為降血壓用藥,經費支出由九十六年的三十七億增加二成到九十七年的四十四億,而高血壓所造成的相關併發症,如心臟病、腦血管疾病,更是輪流占據十大死因的二、三名,僅次於癌症。因此,若能有效的控制血壓,便可降低腦、心血管疾病之發生率。

飲食中影響高血壓之危險因子

常見的飲食中影響高血壓之危險因子包括:

1. 熱量攝取過多:增強留鹽激素,增加腎臟對鈉的再吸收,使血壓上升。

2. 鈉過量：高鹽攝取的國家（9～12 gm／天或150～200 mEq 鈉／天），高血壓盛行率及中風死亡率較高，例如日本。

3. 鉀不足：飲食中的鉀與血壓呈負相關，即較高的鉀攝取與較低的血壓有關。因高鉀可保護內皮細胞過度緊張來防止高血壓，進而避免動脈管壁的損傷，額外攝取1～2份（serving）的蔬菜、水果、柑橘類果汁或馬鈴薯，可減少40％因中風導致的死亡。

4. 鈣、鎂不足：研究顯示血漿鈣、鎂濃度與血壓呈負相關，鈣、鎂攝取較低的族群，高血壓盛行率較高。

5. 脂質：飲食中多元不飽和脂肪酸與飽和脂肪酸比1：1，有降血壓之效果。魚油有降低血脂質的功效。

6. 酒精過量：根據國外統計資料，約5～7％高血壓患者是因飲酒過量所致。

　　除了飲食因素外，身體的活動也很重要。較少活動者，有30～50％可能罹患高血壓，中度至高度之身體活動可預防中風。儘管身體活動有許多益處，且運動可減少疾病的發生，但仍然很多人缺乏活動。每週增加三十至四十五分鐘，低至中強度之身體活動可預防高血壓（高美丁，2008）。

高血壓之預防與治療

　　預防與治療的目標是在降低中風、高血壓相關之心臟疾病和腎臟疾病之罹病率及死亡率。生活型態的改變是所有危險群中的主要治療，當生活型態有所調整後，血壓也會跟著有效的控制（如**表一**），同時也是所有其他危險群的附屬治療。所以調整生活型態是部分高血壓者的決定性治療，也是所有高血壓者的附屬治療。就算調整生活型態無法完全改善血壓，也可增加藥物之效用並改善其他心血管疾病危險因子（高美丁，2008）。

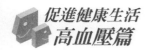

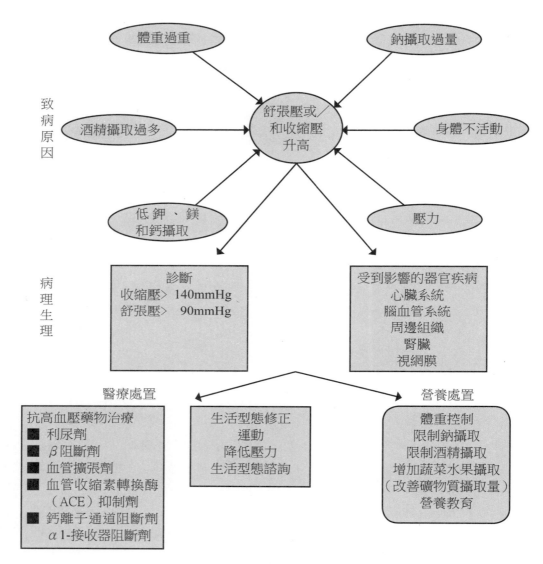

圖一　高血壓的照護流程

資料來源：Couch, S., & Krnmmel, D. (2008). Medical Nutrition Therapy for Hypertension. In Mahan, L. K. & Escott-Stump, S. (Eds.), *Krause's: Food & Nutrition Therapy* (12th ed., p.880). U.S.A.: W. B. Saunders Company Publishers.

表一　高血壓患者生活型態調整對血壓之影響

生活型態調整	建　　議	收縮壓降低範圍
體重控制或減重	維持標準體重（BMI 18.5～24.9）	5～20mmHg／減重10公斤
使用高血壓防治（DASH）飲食	攝取富含水果、蔬菜、無脂乳製品飲食，降低飽和脂肪之攝取	8～14mmHg
降低飲食中鈉攝取	鈉攝取最多不超過2.4公克或鹽攝取不超過6公克	2～8mmHg
身體活動	規律之有氧運動（每週多天，每天至少30分鐘）	4～9mmHg
適度之酒精攝取	男性每天不超過2份，女性和體重較輕者每天不超過1份	2～4mmHg

資料來源：The JNC~7 Report. JAMA, 289 (19)May 21, 2003.

高血壓防治飲食

　　「得舒飲食」（Dietary Approaches to Stop Hypertension, DASH diet，由英文縮寫的發音特稱爲得舒飲食）早在一九九七年就有許多的學者對於高血壓防制飲食做出整理，而台灣的營養學家也正在努力推展，此份飲食的特色，完全將上述飲食中影響高血壓所有危險因子加以調整，所以特別強調熱量控制、高鉀、高鎂、高鈣、高膳食纖維及豐富不飽和脂肪酸，並節制飽和脂肪酸。大部分資料顯示增加鉀、鈣、鎂的攝取對高血壓是有益，且因膳食纖維的攝取增加、飽和脂肪酸與膽固醇的攝取降低，所以具有調控血膽固醇並預防冠狀動脈心臟病的特性，且還有預防其他慢性病的功能（**表二**），也是一般健康人可以當成平時保健養身的飲食。所以DASH 得舒飲食能降血壓且對健康無負擔，其飲食原則如下五點，其飲食內容如**表三**。此份飲食完全調整了前

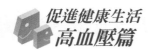

述在飲食中影響高血壓之危險因子，並富含大量之膳食性纖維。而膳食性纖維除了可降低血脂，還有許多的功能，為血液與腸道中最好的清道夫。

表二　得舒飲食其他潛在好處

飲食特色	疾病之預防
高鉀	腦中風
高鎂	糖尿病
高鈣	骨質疏鬆
高膳食纖維	大腸直腸癌
降低飽和脂肪酸與膽固醇	冠狀動脈心臟病

資料來源：董氏基金會

表三　高血壓防治飲食（得舒飲食）

食物類別	每日份數
全穀類	7～8份
水果	4～5份
蔬菜	4～5份
低脂或無脂乳製品	2～3份
家禽、魚肉	2份或更少
堅果	3份／週～1份／天

資料來源：Couch, S., & Krnmmel, D. (2008). Medical Nutrition Therapy for Hypertension. In Mahan, L. K. & Escott-Stump, S. (Eds.), *Krause's: Food & Nutrition Therapy* (12th ed., p.1250). U.S.A.：W. B. Saunders Company Publishers.

得舒飲食原則

DASH得舒飲食能降血壓,且對健康無負擔,其飲食原則如下:

1. 選擇全穀根莖類:五穀根莖類為我們主食(澱粉類)的重要來源,每天至少可以達到三分之二為未精緻之全穀根莖類食品。
2. 天天5+5蔬果:每日選擇五份蔬菜與五份水果。
3. 多喝低脂乳:每日至少食用二份低脂乳或無脂乳製品,可以於三餐後或點心時飲用。
4. 紅肉改白肉:紅肉類食品為豬、羊、牛;白肉類為魚、雞、鴨、鵝等。飲食中儘量以豆製品或去皮的白肉取代紅肉類食品。
5. 吃堅果用好油:油的食用選擇橄欖油、大豆沙拉油、葵花油等不飽和脂肪酸之植物油,不選擇奶油、豬油、棕櫚油等飽和脂肪酸之油脂。並適度於作菜時加入芝麻、核果類食品。或可將堅果打成粉加入奶中。

膳食性纖維的功能

膳食性纖維除了可降低血脂,還有許多的功能,為血液及腸道中最好的清道夫。

1. 增加飽足感,可用於減肥,當作良好的體重控制。
2. 抑制血膽固醇及血脂質吸收,減少心血管疾病。
3. 降低血壓,還有助於糖尿病患者血糖之控制。
4. 預防牙周病及降低蛀牙的發生。
5. 促進腸道蠕動,可預防便秘,也可解除腹瀉。

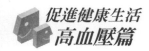

6. 在腸道中，可被有益菌分解，形成短鏈脂肪酸，增加鐵與鈣的吸收。

7. 縮短食物在腸道停留的時間，稀釋有害物質的濃度，減低癌細胞形成的危險、大腸癌以及其他癌症之發生。

低鹽烹調法

高血壓防治對於鈉鹽的限制，建議高血壓患者適度限制鹽份攝取（每天6克鹽或2,400毫克鈉），不過大約只有20％至50％之高血壓患者對限鈉有效。

1. 即多使用薑、胡椒、八角、花椒、香草片等低鹽佐料，並利用某些食物特有的甘美味，例如香菜、香菇、海帶等，以提高菜餚的可口度。

2. 中藥或香辛料，例如當歸、枸杞、紅棗等調味，或使用白醋（烏醋含鈉量高）、檸檬、蘋果、鳳梨、蕃茄等食物，以增加酸味，皆可減少鹽量的添加。

3. 烹飪時可加糖取代味素調味，降低對鈉的攝取。

4. 含鈉高之加工食品應儘量避免使用。

由**表三**的份量建議，再轉換為成年女性與男性之每日可以攝取之量（如**表四**），作者依據**表四**設計一系列低油、低鹽、高纖維之美味餐食與點心，讓大家知道養生飲食依然美味可口，在滿足食慾的同時，又能維持低熱量的攝取。針對個人需要的每公斤約30～35卡，參考下列總熱量來採取個人每日的健康得舒飲食，而若想減重者，可以直接選擇1500卡所建議之飲食份數。

表四　得舒飲食建議攝取量

適用對象	成年女性	老年男性	中年男性	青年男性
每餐飯量	每餐半碗	每餐7～8分滿	每餐9分滿	每餐一平碗
一天飯量	一碗半	2又1/4碗	2又3/4碗	3碗
一天總熱量	1500大卡	1800大卡	2000大卡	2200大卡
全穀類	一碗半	2又1/4碗	2又3/4碗	3碗
蔬菜類	5份	5份	5份	5份
水果類	5份	5份	5份	5份
低（脫）脂奶類	1杯半	1杯半	1杯半	2杯
魚、家禽、豆蛋類	5份	6份	7份	7.5份
核果種子類	1份	1份	1份	1份
植物油1茶匙	3茶匙	4茶匙	4茶匙	5茶匙

備　　註：1茶匙等於5公克，肉類每份1兩，蛋每份1顆，豆腐每份80公克。

資料來源：董氏基金會。

中餐系列

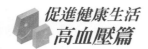
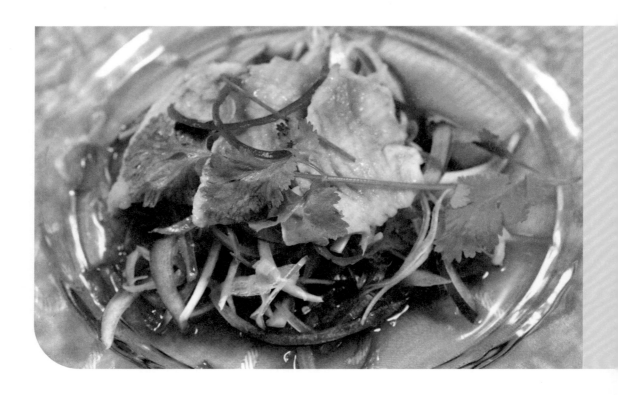

IIII 和風魚片洋蔥沙拉（淋、拌→冷菜）

材　料

洋蔥35公克

紫洋蔥35公克

鯛魚肉25公克

香菜1支（約2公克）

辣椒1/4支（約5公克）

調味料
日式和風醬（有現成品）30cc

作　法
1. 洋蔥、紫洋蔥切絲混合冰鎮5分鐘撈起濾乾，辣椒切絲，香菜摘段備用。
2. 鯛魚肉切片上漿（鹽、米酒、太白粉拌勻），汆燙熟撈起備用。
3. 將泡好洋蔥放入盤內，再把作法2之魚片擺放在上面，淋上調味料，辣椒、香菜裝飾即可。

熱量	醣類	脂肪	蛋白質	膳食性纖維
93.1大卡	7.06公克	1.95公克	11.16公克	1.68公克

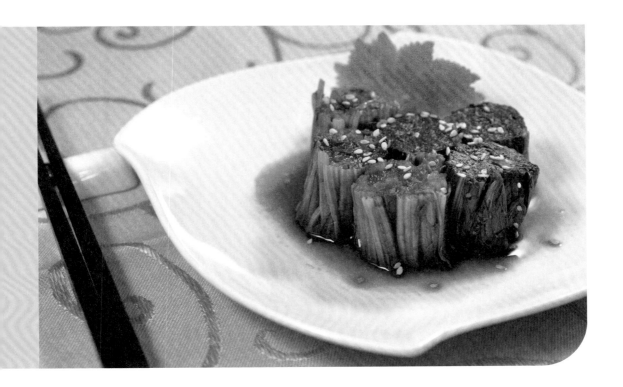

芝麻檸香菠菜（淋、冷菜）

材 料

菠菜120公克

熟白芝麻5公克

調味料

柴魚醬油10cc

檸檬汁5cc

橄欖油5cc

作 法

1. 菠菜整棵洗淨，燒開水放入適量橄欖油，把菠菜汆燙熟後撈起冰鎮，涼後擠乾菠菜水份成圓柱狀。

2. 將圓柱狀之菠菜切成4~5公分段狀，擺放盤內，淋上調味料，灑上熟白芝麻即可。

熱 量	醣類	脂肪	蛋白質	膳食性纖維
107.5大卡	6.26公克	8.27公克	4.21公克	3.37公克

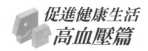

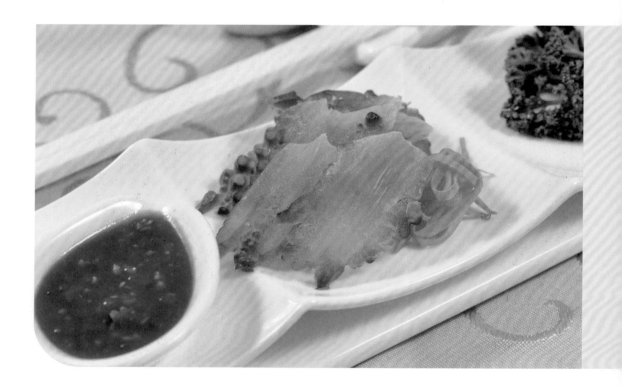

五味脆綠霜（沾、冷菜）

材 料

青苦瓜80公克

香菜1支（約2公克）

辣椒半支（約10公克）

蒜頭3粒（約5公克）

嫩薑5公克

調味料
醬油膏10cc
番茄醬5cc
醋5cc
芝麻香油5cc

作 法

1. 青苦瓜去子、去內膜，把苦瓜肉切斜薄片，冰鎮5分鐘撈起濾乾。
2. 香菜、辣椒、蒜頭、嫩薑切末，和適量調味料拌勻備用。
3. 將作法1之苦瓜放入盤內，食用時沾作法2之調味料即可。

熱量	醣類	脂肪	蛋白質	膳食性纖維
84.54大卡	8.24公克	0.7公克	1.8公克	2.55公克

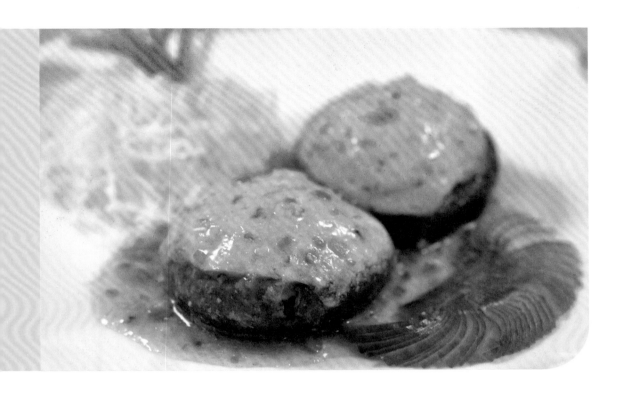

白玉釀鮮菇 （蒸）

材 料

板豆腐50公克

新鮮香菇2朵（約40公克）

荸薺1粒（約10公克）

紅蘿蔔10公克

嫩薑5公克

去葉台芹半支（約5公克）

調味料
米酒5cc
胡椒粉少許
鹽少許
芝麻香油5cc
太白粉5公克

作 法

1. 荸薺、紅蘿蔔、嫩薑、台芹切末備用，新鮮香菇洗淨去蒂頭。

2. 板豆腐用細網壓碎過篩，加入作法1之材料和適量調味料拌勻成餡料，再把餡料釀入新鮮香菇內面，放入燒開水之蒸籠內蒸5分鐘，即可起鍋盛盤。

熱量	醣類	脂肪	蛋白質	膳食性纖維
150.75大卡	26.73公克	2.55公克	6.16公克	2.84公克

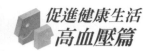

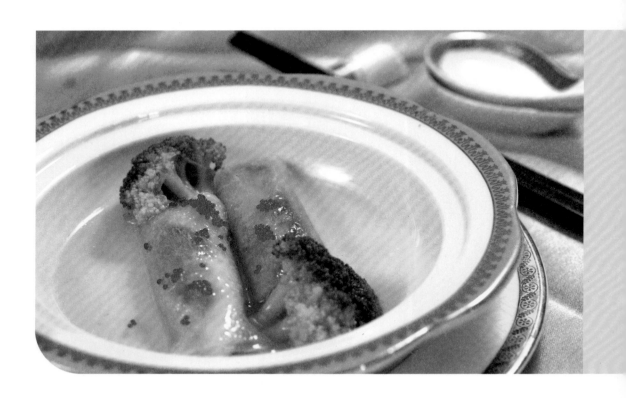

 魚柳水晶卷（蒸）

材　料

鯛魚肉15公克

冬瓜30公克

乾香菇1朵（約10公克）

紅蘿蔔10公克

嫩薑5公克

調味料

米酒5cc
鹽少許
太白粉2克
芝麻香油5cc

作　法

1. 鯛魚肉切成柳狀（小指形）上漿（鹽、米酒、太白粉拌勻）備用，乾香菇泡水至軟。
2. 冬瓜切成長薄片（約8公分×12公分）備用，乾香菇、紅蘿蔔、嫩薑切絲。
3. 冬瓜片上放鯛魚柳及乾香菇絲、紅蘿蔔絲、嫩薑絲，捲成圓筒形，加入適量調味料，放入燒開水之蒸籠內蒸5分鐘，即可起鍋盛盤。

熱　量	醣　類	脂　肪	蛋白質	膳食性纖維
93.2大卡	4.31公克	1.69公克	3.41公克	1.08公克

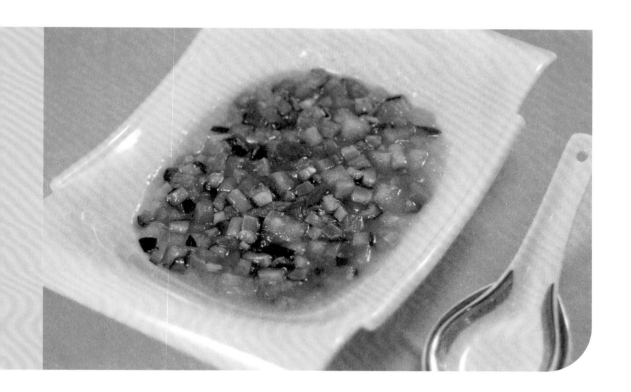

枸杞燴三丁（煮、燴）

材　料

冬瓜50公克

紅蘿蔔20公克

新鮮香菇2朵（約40公克）

蘆筍2支（約205公克）

枸杞5公克

調味料

米酒5cc
鹽少許
太白粉2公克
橄欖油5cc

作　法

1. 冬瓜、紅蘿蔔、新鮮香菇、蘆筍切丁（約1公分）備用，枸杞泡水。
2. 鍋內入水燒開放入切丁材料小火煮3分鐘，加適量調味料及枸杞，拌勻即可起鍋盛盤。

熱量	醣類	脂肪	蛋白質	膳食性纖維
157.8大卡	23.15公克	5.55公克	3.01公克	7.09公克

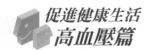

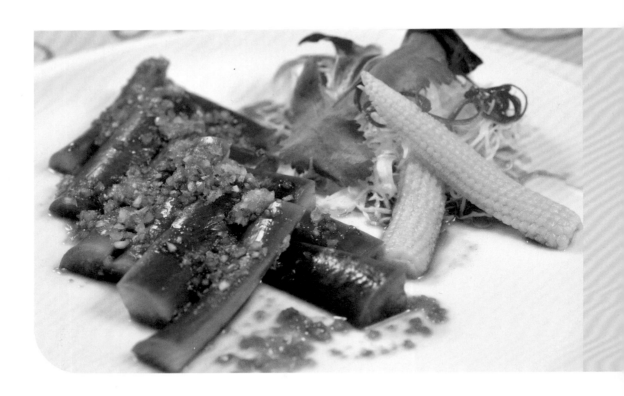

蒜香嫩茄柳 （淋、拌→可作冷食或熱食）

材 料

茄子2條（約180公克）
蒜頭5粒（約10公克）

調味料
柴魚醬油10cc
橄欖油5cc

作 法

1. 茄子切長段（約7公分）煮熟後撈起冰鎮，涼透後濾乾水份，切成柳狀（小指形）擺放盤内。
2. 蒜頭切末加入適量調味料拌匀，淋在茄子上即可。

熱量	醣類	脂肪	蛋白質	膳食性纖維
98.4大卡	10.3公克	5.76公克	3.36公克	4.48公克

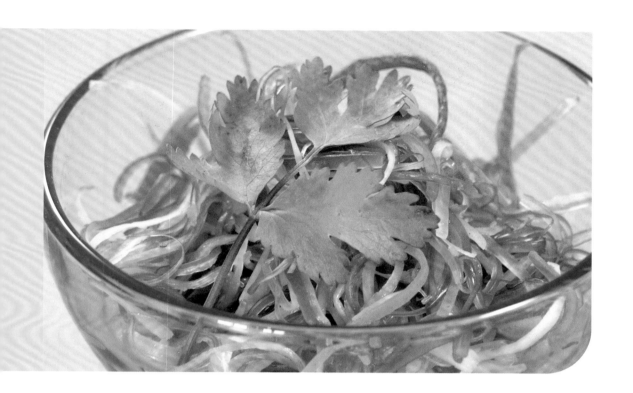

牛蒡海帶絲（拌、可作冷食或熱食）

材　料

牛蒡1/4條（約45公克）

海帶絲25公克

紅蘿蔔10公克

辣椒1/4支（約5公克）

蒜頭3粒（約5公克）

調味料
柴魚醬油10cc

醋5cc

橄欖油5cc

作　法

1. 牛蒡洗淨去皮切絲備用，紅蘿蔔、辣椒切絲備用，蒜頭切末備用。
2. 鍋內水燒開，放入牛蒡、紅蘿蔔、辣椒煮熟撈起，加適量調味料和蒜末拌勻即可盛盤。

熱量	醣類	脂肪	蛋白質	膳食性纖維
107.25大卡	13.66公克	5.43公克	2.39公克	4.53公克

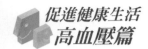
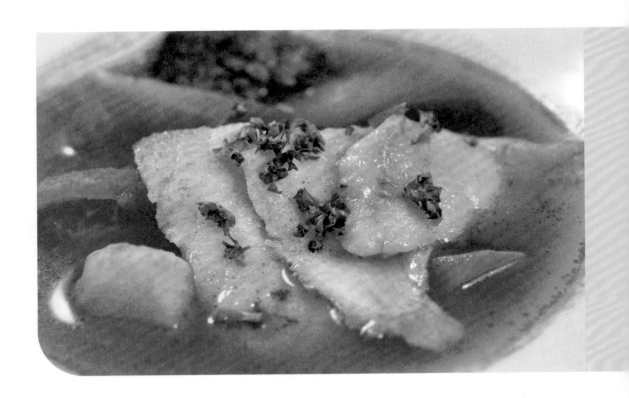

鮮魚羅宋湯（熬、煮）

材　料

鯛魚肉30公克

洋蔥1/4粒（約40公克）

洋芋半粒（約80公克）

紅蘿蔔1/3條（約70公克）

牛番茄半粒（約60公克）

海帶結30公克

嫩薑5公克

月桂葉2片

調味料

米酒5cc、番茄糊50克、鹽少許、黑胡椒粒少許、紅胡椒粒少許

作　法

1. 鯛魚肉切片上漿（鹽、米酒、太白粉拌勻），汆燙熟撈起備用。
2. 洋蔥、洋芋、紅蘿蔔、牛番茄切小塊狀，嫩薑切片備用。
3. 鍋內水燒開放入作法2之材料及適量調味料，小火熬煮30分鐘，起鍋前把作法1之材料放入略煮，即可盛入容器。

熱量	醣類	脂肪	蛋白質	膳食性纖維
206.9大卡	46.02公克	3.17公克	10.74公克	6.76公克

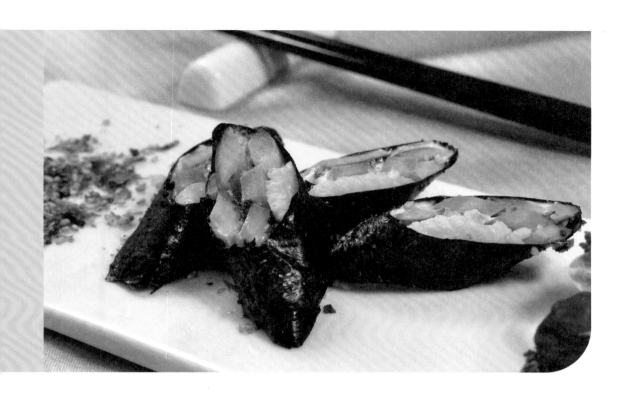

紫菜三色卷（包、冷菜）

材 料

壽司海苔1片（約5公克）

小黃瓜半條（約30公克）

蘆筍2支（約20公克）

紅蘿蔔20公克

調味料
沙拉醬10cc
海苔香鬆10克

作 法

1. 小黃瓜、蘆筍、紅蘿蔔洗淨切成長條（約15公分）備用。
2. 壽司海苔攤平，把小黃瓜、蘆筍、紅蘿蔔平均放在上面，將適量調味料均勻擠／灑在表面，海苔片捲起至圓形狀，食用前切開盛入容器即可。

熱 量	醣 類	脂 肪	蛋白質	膳食性纖維
146大卡	9.07公克	10.33公克	5.47公克	1.74公克

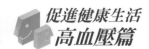

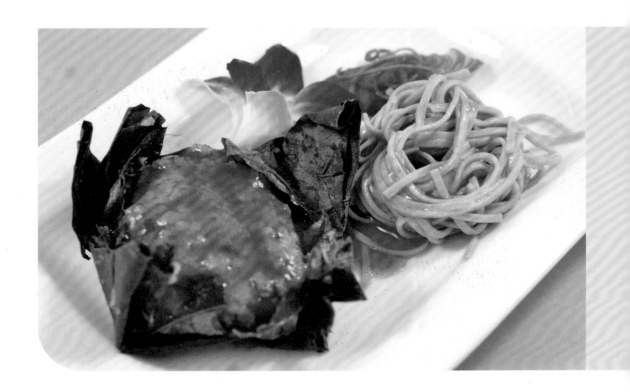

‖‖‖ 荷香紅麴雞（蒸）

材 料

雞胸肉30公克
─────────────
洋芋30公克
─────────────
蕎麥麵30公克
─────────────
蒜頭2粒（約4公克）
─────────────
乾荷葉1張

調味料

紅麴醬10cc
米酒5cc
糖2公克
蒸肉粉10公克
橄欖油5cc

作 法

1. 乾荷葉先用熱水泡軟（約20分鐘），再切成1開6小片備用，蒜頭切末。

2. 雞胸肉、洋芋洗淨去皮切厚片（5～6公分大小，1公分厚），拌入紅麴醬、米酒、糖、蒸肉粉，放在荷葉上包捲成形，再放入燒開的蒸鍋內，蒸30分鐘。

3. 蕎麥麵放入燒開水的鍋內煮熟，撈起和蒜末及適量橄欖油拌勻，配合蒸好的荷香紅麴雞搭配盛入容器即可。

熱量	醣類	脂肪	蛋白質	膳食性纖維
279.2大卡	42.02公克	6.21公克	13.28公克	1.78公克

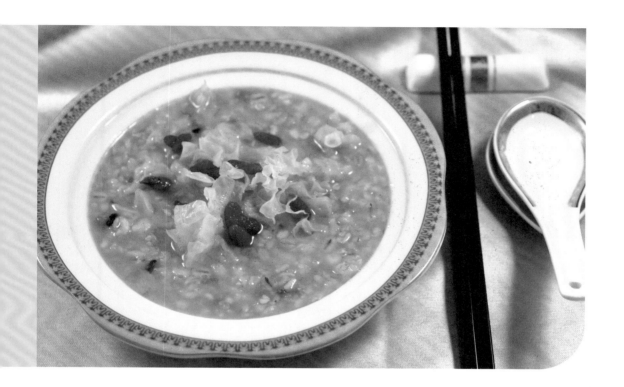

五穀銀耳粥 （熬、煮）

材　料

五穀雜糧米20公克

乾銀耳5公克

枸杞2公克

作　法

1. 乾銀耳、枸杞分別洗淨泡水至膨脹。
2. 五穀雜糧米洗淨後放入燒開水的鍋內，小火熬煮40分鐘至粥狀，再放入泡發銀耳、枸杞拌勻略煮，即可盛入容器。

熱量	醣類	脂肪	蛋白質	膳食性纖維
80.92大卡	17.08公克	0.52公克	1.94公克	1.64公克

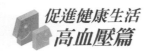

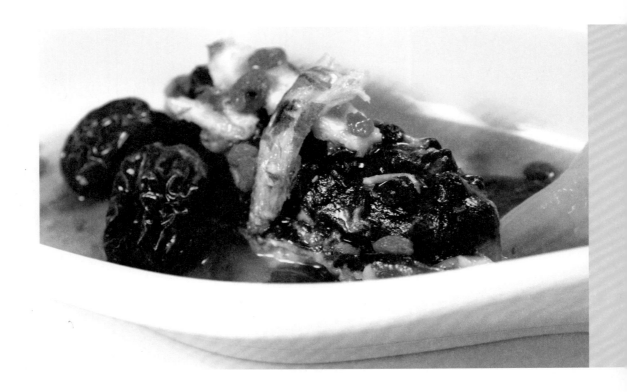

▍▍▍▍ 藥膳白玉刺參（蒸）

材　料

發泡刺參1隻（約120公克）

板豆腐50公克

小乾香菇1片（約3公克）

荸薺1粒（約10公克）

紅蘿蔔5公克

嫩薑3公克

當歸片1片

紅棗2粒

枸杞2公克

調味料

米酒5cc、胡椒粉少許、鹽少許、太白粉2公克、芝麻香油5cc

作　法

1. 乾香菇泡發後切末，荸薺、紅蘿蔔、嫩薑洗淨切末備用。

2. 當歸片、紅棗、枸杞洗淨泡水，一起放入燒開水之蒸籠內蒸10分鐘，將其藥材味蒸出備用。

3. 板豆腐用細網壓碎過篩，加入作法1之材料和適量調味料拌勻成餡料，再把餡料釀入發泡刺參內面，淋上作法2之藥材一起放入燒開水之蒸籠內蒸5分鐘，即可起鍋盛盤。

熱量	醣類	脂肪	蛋白質	膳食性纖維
167.32大卡	23.04公克	2.54公克	13.69公克	1.86公克

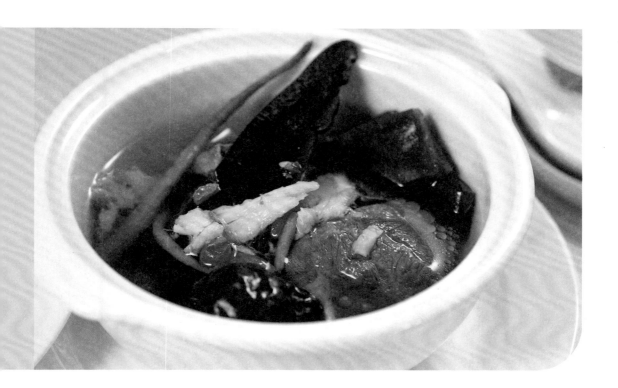

靈芝燉紅肉（蒸、燉）

材 料

牛腱肉80公克

乾昆布5公克

藥材（靈芝5公克、當歸片
5公克、人參鬚5公克、紅
棗3粒、陳皮2公克）

調味料

米酒5cc
鹽少許

作 法

1. 牛腱肉切厚片汆燙撈起洗淨備用，昆布洗淨泡水備用。
2. 藥材洗淨，放入燉鍋內加入其他材料和水、適量調味料，水燒開後以小火燉煮（或蒸）90分鐘，即可起鍋盛裝於容器內。

熱量	醣類	脂肪	蛋白質	膳食性纖維
117.5大卡	2.51公克	3.24公克	16.81公克	1.42公克

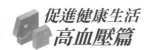

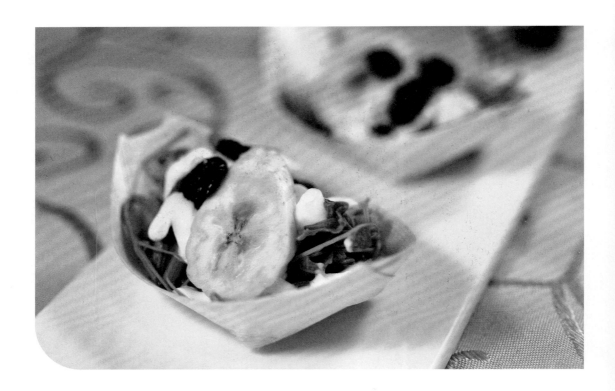

蕨菜香蕉船（冷菜）

材　料

龍鬚菜（或過貓）50公克

香蕉1/3條（約30公克）

葡萄乾5公克

調味料

沙拉醬10cc

醋5cc

作　法

1. 蕨菜類洗淨後汆燙熟，撈起冰鎮涼後濾乾水份備用。
2. 葡萄乾泡進適量醋內備用，香蕉洗淨剝皮切片備用。
3. 把作法1的蕨菜類先盛入容器內，上放切好的香蕉片，再淋上適量沙拉醬，最後上放泡過醋的葡萄乾即可。

熱量	醣類	脂肪	蛋白質	膳食性纖維
115.65大卡	13.24公克	6.77公克	2.24公克	1.73公克

西餐系列

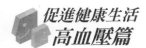

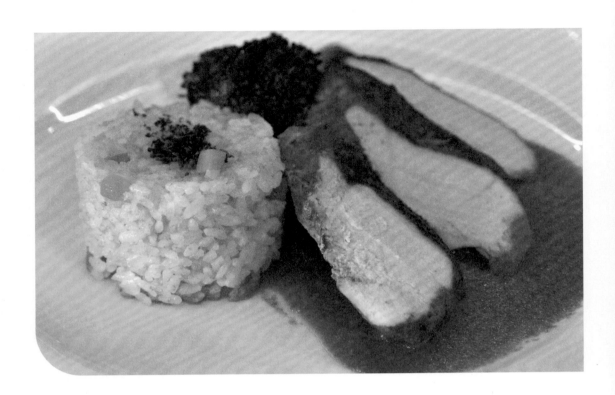

匈牙利雞胸肉（附南瓜燉飯、紅白蘿蔔、綠花椰菜）

 匈牙利雞胸肉

材　料
雞胸肉60公克、匈牙利粉5公克

調味料
鹽少許、胡椒少許、橄欖油10公克

熱量	醣類	脂肪	蛋白質	膳食性纖維
179.4大卡	16.45公克	12.09公克	15.24公克	2.5公克

南瓜燉飯

材　料

糙米40公克、蔬菜高湯40cc、南瓜丁30公克、洋蔥碎少許

熱量	醣類	脂肪	蛋白質	膳食性纖維
160.8大卡	33.58公克	1.18公克	3.8公克	1.83公克

蔬菜番茄醬汁

材　料

西芹15公克、紅蘿蔔15公克、洋蔥20公克、番茄50公克、蔬菜高湯200cc

調味料

番茄糊20公克、鹽少許、黑胡椒少許、蔬菜油少許

熱量	醣類	脂肪	蛋白質	膳食性纖維
39.7大卡	8.25公克	0.3公克	1.77公克	1.79公克

蔬菜

材　料

紅蘿蔔60公克、白蘿蔔60公克、綠花椰菜60公克

熱量	醣類	脂肪	蛋白質	膳食性纖維
54大卡	10.14公克	0.52公克	3.7公克	4公克

作　法

1. 雞胸肉去皮及油脂，撒上鹽、胡椒、匈牙利粉備用。
2. 米洗淨，洋蔥切碎，南瓜切小丁，先炒香洋蔥，再加入米略炒，再加入蔬菜高湯拌勻，放入南瓜，收汁後蓋上蓋子關小火燜熟。
3. 將雞胸肉煎上色放入烤箱烤熟。
4. 紅、白蘿蔔各60公克、花椰菜60公克汆燙熟，加鹽、橄欖油。
5. 製作蔬菜番茄醬汁：先將番茄糊用蔬菜油炒出酸味後備用，然後炒香洋蔥、紅蘿蔔、番茄、西芹，再加入番茄糊略炒，加入蔬菜高湯煮成糊狀，待冷卻後用果汁機打成醬汁過濾加熱即可。
6. 先將南瓜飯放在盤子上，再擺上步驟4的材料，再放上雞胸肉，淋上蔬菜番茄醬汁即可。

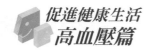
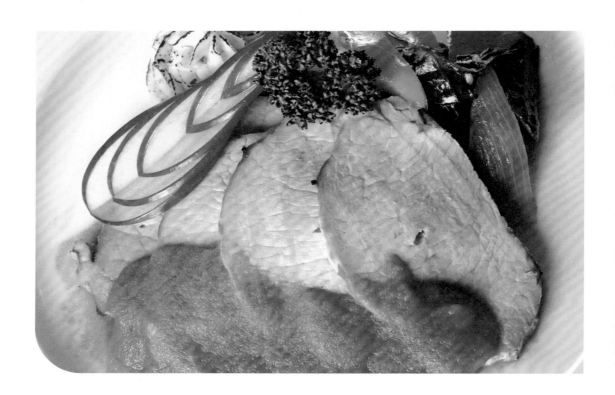

蘋果烤里肌肉（附香芹洋芋泥、法式蔬菜）

 ## 蘋果烤里肌肉

材　料

里肌肉70公克、西芹丁20公克、洋蔥丁30公克、紅蘿蔔丁20公克、蒜苗丁20公克、月桂葉一片、蘋果片數片

熱量	醣類	脂肪	蛋白質	膳食性纖維
103.1大卡	7.67公克	0.62公克	17.31公克	2.06公克

 ## 香芹馬鈴薯泥

材　料

馬鈴薯80公克、香芹菜10公克

調味料

鹽少許、胡椒少許
、荳蔻粉少許

熱量	醣類	脂肪	蛋白質	膳食性纖維
74.1大卡	26.96公克	0.39公克	2.43公克	1.7公克

法式燉蔬菜

材　料

紅椒20公克、黃椒20公克、茄子20公克、番茄20公克、小黃瓜20公克、洋蔥20公克、蒜頭5公克、月桂葉一片、百里香一株、九層塔3公克

調味料

橄欖油10公克

熱量	醣類	脂肪	蛋白質	膳食性纖維
136.4大卡	8.78公克	10.4公克	1.64公克	2.65公克

蘋果醬汁

材　料

西芹15公克、洋蔥30公克、紅蘿蔔15公克、蒜苗10公克、蘋果丁60公克、蔬菜高湯200cc

調味料

番茄糊20公克、肉桂粉1公克

熱量	醣類	脂肪	蛋白質	膳食性纖維
65.2大卡	14.99公克	0.48公克	1.96公克	2.99公克

作　法

1. 里肌肉加入調味蔬菜蘋果片醃入味，放入烤箱烤熟。
2. 洋芋去皮煮熟打成泥，加入香芹末荳蔻粉、鹽、胡椒並攪拌均勻，裝入擠花袋。
3. 蔬菜切大丁、氽燙備用，蒜頭切末炒香，加入洋蔥炒勻，再加入番茄糊、蔬菜、高湯攪拌均勻，再加入鹽、胡椒小火煮15分鐘。
4. 蘋果醬汁製作：先將蘋果丁用小火炒出水，再加入肉桂粉和少許蔬菜高湯煮熟，用果汁機打成泥狀備用。將切丁的西芹、洋蔥、紅蘿蔔、蒜苗炒香，加入番茄糊炒出香味，加入蔬菜高湯煮熟過濾，加熱後拌入蘋果泥即可。
5. 先將洋芋泥擠在盤子，上再擺上步驟3的蔬菜，再把烤好的里肌肉切片擺盤，淋上蘋果醬汁。

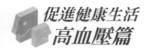

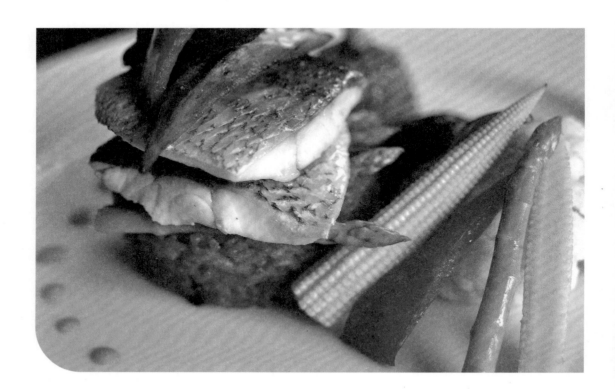

 香料蒸魚（附甜菜燉飯、五色蔬菜）

 香料蒸魚

材　料

鱸魚70公克、洋蔥絲20公克、芹菜絲20公克、蒜苗絲10公克、百里香一株、番茄絲15公克、魚高湯少許

熱量	醣類	脂肪	蛋白質	膳食性纖維
83.3大卡	4.69公克	0.28公克	13.23公克	1.2公克

🦋 紅甜菜飯

材　料

紅甜菜50公克、五穀米30公克

熱量	醣類	脂肪	蛋白質	膳食性纖維
126大卡	24.25公克	1.55公克	3.74公克	2.19公克

🦋 南瓜醬汁

材　料

南瓜50公克、西芹15公克、洋蔥15公克、洋芋30公克、蔬菜高湯200cc

熱量	醣類	脂肪	蛋白質	膳食性纖維
68大卡	14.39公克	0.28公克	2.82公克	1.69公克

🦋 蔬菜

材　料

蘆筍25公克、玉米筍25公克、紅甜椒25公克、黃甜椒25公克、白花菜40公克、鮮香菇25公克

調味料

鹽少許、胡椒少許

熱量	醣類	脂肪	蛋白質	膳食性纖維
40.95大卡	8.42公克	0.29公克	2.54公克	3.78公克

作　法

1. 紅甜菜切丁，米洗淨，加入蔬菜高湯、紅甜菜丁煮熟。
2. 紅甜椒切條和綠蘆筍、玉米筍、香菇、白花菜汆燙撈起，加入鹽、胡椒、橄欖油備用。
3. 魚去鱗去骨去皮後對切，撒上鹽、胡椒，加入魚高湯蒸熟。
4. 南瓜醬汁製作：南瓜、西芹、洋蔥切丁用小火炒香，加入蔬菜高湯煮熟，待冷卻後用果汁機打成汁過濾，再將洋芋磨成泥加入南瓜湯中用小火煮成糊狀即可。
5. 將甜菜飯放入模型倒入盤子上，再放上步驟2蔬菜，擺上步驟3蒸好的魚，再淋上南瓜醬汁，一株百里香作盤飾，可用汆燙蔬菜絲作盤底。

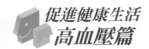

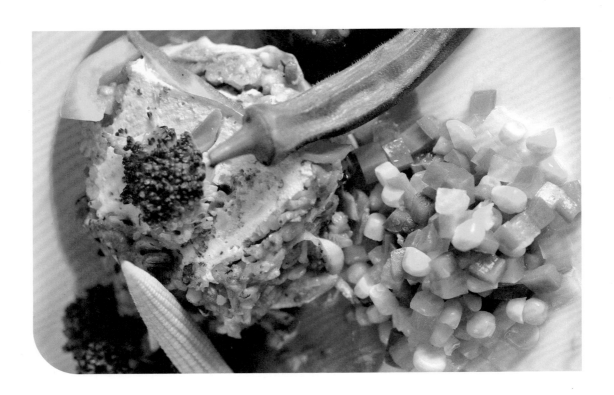

五穀雞肉飯塔（附炒野菇、什錦蔬菜丁）

 五穀雞肉飯塔

材　料
五穀米40公克、雞胸肉30公克、荳蔻粉1公克、蔬菜高湯50cc

熱　量	醣　類	脂　肪	蛋白質	膳食性纖維
181.2大卡	30.99公克	1.7公克	10.73公克	1.57公克

野菇

材　料

杏鮑菇 30公克、洋菇30公克、柳松菇30公克、秀珍菇30公克

調味料

橄欖油10公克

熱　量	醣　類	脂　肪	蛋白質	膳食性纖維
126.4大卡	6.36公克	10.42公克	4.08公克	2.82公克

蔬菜

材　料

紅蘿蔔10公克、青椒10公克、玉米粒10公克、白蘿蔔10公克、紅椒10公克、黃椒10公克、秋葵10公克

熱　量	醣　類	脂　肪	蛋白質	膳食性纖維
28.4大卡	5.65公克	0.33公克	1.04公克	1.92公克

紅椒醬汁

材　料

紅甜椒30公克、枸杞30公克、蔬菜高湯30公克

熱　量	醣　類	脂　肪	蛋白質	膳食性纖維
111.1大卡	23.61公克	0.3公克	4.05公克	4.98公克

作　法

1. 五穀米洗淨，雞胸肉切小丁，加入蔬菜高湯煮熟，拌入荳蔻粉備用。
2. 杏鮑菇、洋菇、柳松菇、秀珍菇切片，蒜頭切末，用橄欖油炒香蒜末，並加入菇片炒軟，加鹽、胡椒調味。
3. 紅蘿蔔、青椒、白蘿蔔切丁燙熟，加鹽、胡椒調味，紅椒、黃椒切長三角形和秋葵汆燙備用。
4. 紅甜椒醬製作：紅甜椒切丁汆燙，枸杞泡水備用。將紅甜椒丁、枸杞用調理機打成泥過濾，再加入蔬菜高湯，用小火略煮即可。
5. 將步驟2之材料放在盤中，再將步驟1的雞肉飯倒扣在步驟2的菇類上，旁邊放蔬菜丁，用紅椒、黃椒、秋葵裝飾，淋上紅甜椒醬即可。

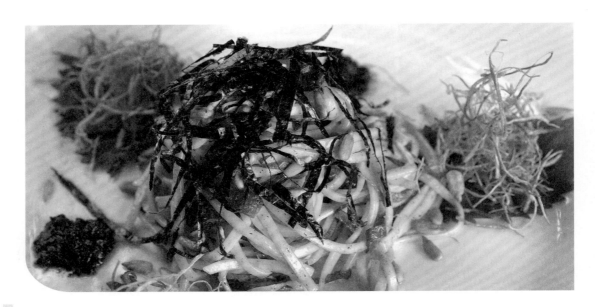

紫蘇涼拌蕎麥麵（附青醬汁）

 ### 紫蘇涼拌蕎麥麵

材　料

蕎麥麵40公克、紫蘇葉5公克、紫蘇梅5公克、葵花子10公克、海苔絲20公克、牛蒡絲100公克

調味料

橄欖油10公克、鹽少許

熱量	醣類	脂肪	蛋白質	膳食性纖維
450.9大卡	66.8公克	15.42公克	16.22公克	13.37公克

青醬汁

材　料

松子5公克、九層塔20公克、香芹菜20公克、蒜頭3公克、橄欖油10公克

調味料

鹽少許、黑胡椒少許

熱量	醣類	脂肪	蛋白質	膳食性纖維
139.6大卡	15.46公克	13.8公克	1.81公克	1.62公克

作　法

1. 蕎麥麵煮熟放入冰水內冰涼後濾乾備用。
2. 紫蘇切絲、紫蘇梅切丁、葵花子烤香、牛蒡絲炸酥。
3. 青醬汁製作：松子烤香，和洗淨之九層塔、香芹菜一起放入調理機打碎，再加入橄欖油、蒜頭、鹽、黑胡椒調味，打成醬汁，可視濃稠度加入一些冰開水。
4. 將紫蘇絲及紫蘇梅丁放入蕎麥麵裡面加橄欖油、鹽拌勻，裝盤撒上葵花子，上面放上海苔絲，旁邊放上牛蒡絲及青醬汁即可。

甜點系列

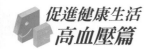

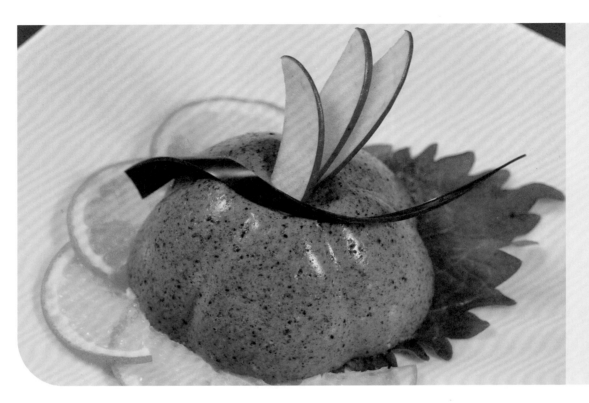

低卡芝麻慕斯

材 料

黑芝麻15.5公克

豆腐42公克

牛奶（低脂）42cc

吉利丁粉2公克

冰水13.5cc

糖10公克

作 法

1. 先將吉力丁粉泡13.5cc的冰水。

2. 將黑芝麻炒至香氣出來後，再用調理機打成黑芝麻泥，後再依順序放入豆腐、牛奶、糖打至均勻後即可。

3. 再將步驟1吉利丁粉隔水加熱，加入步驟2成品中，冰至適合的濃稠度後放入所需之容器即可。

熱量	醣類	脂肪	蛋白質	膳食性纖維
187大卡	19.72公克	9.54公克	7.63公克	3.58公克

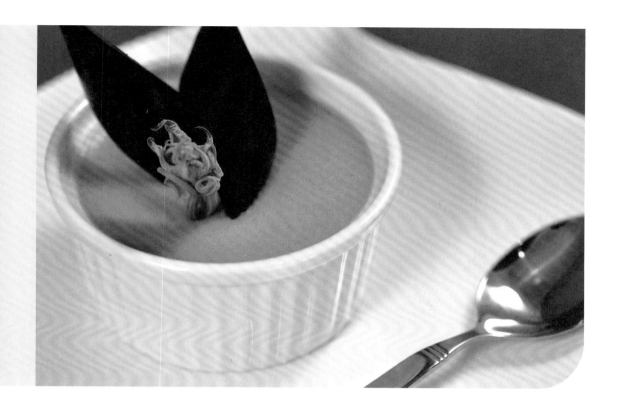

低脂南瓜布丁

材料

南瓜34公克

牛奶（低脂）34cc

蛋白27公克

糖7公克

作法

1.先將南瓜蒸軟後過篩備用。

2.將牛奶煮至60℃後依序加入南瓜、蛋、蛋白。

3.打勻後倒入容器，以160度隔水蒸烤50分鐘。

熱量	醣類	脂肪	蛋白質	膳食性纖維
80.62大卡	14.95公克	0.72公克	4.23公克	0.7公克

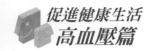

低脂蘋果優格

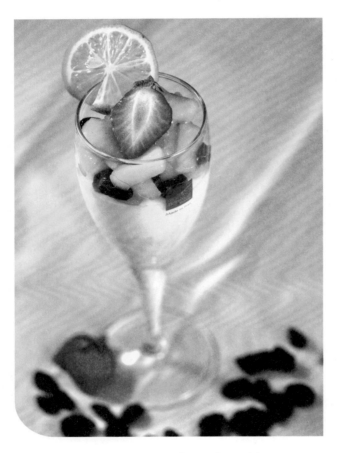

材料

低脂優格88公克

檸檬皮適量

檸檬汁5cc

君度酒2公克（12 cc）

吉利丁粉2.5公克

蘋果40公克

糖2.5公克

葡萄乾5公克

玉米粉適量

作法

1. 先將吉利丁粉泡冰水備用。
2. 低脂優格放入檸檬皮、檸檬汁、君度酒混合後，放入隔水加熱的吉利丁後，再冰至適當的溫度，放置適當的容器後冰硬即可
3. 再將蘋果放入糖、葡萄乾後煮至適當之軟硬度後，再加入玉米粉收汁後，放涼裝入容器。

熱量	醣類	脂肪	蛋白質	膳食性纖維
313.5大卡	23.2公克	11.15公克	19.4公克	1.78公克

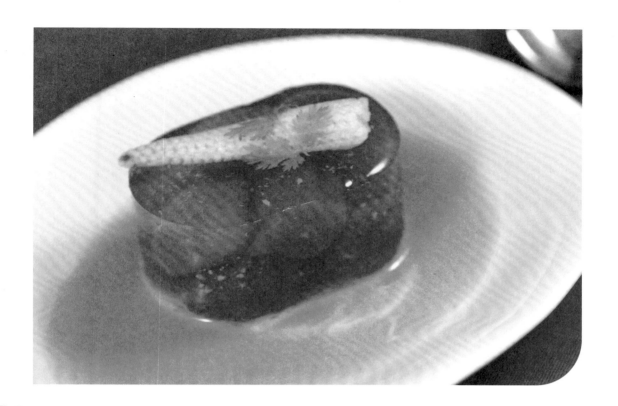

檸檬番茄果凍

材 料（檸檬番茄）

番茄60~80公克

糖10公克

開水50cc

話梅1粒

材 料（果凍）

水51cc

糖2公克

果凍粉1.5公克

檸檬汁2cc

檸檬皮適量

作 法

1. 先將番茄去皮，放入糖、開水、話梅混合後靜置一晚。
2. 將水煮開後加入糖、果凍粉，再次煮開後加入檸檬汁、檸檬皮後，倒入容器再加入番茄放涼即可。

熱 量	醣 類	脂 肪	蛋 白 質	膳食性纖維
79.68大卡	19.18公克	0.38公克	3.47公克	2.63公克

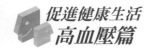

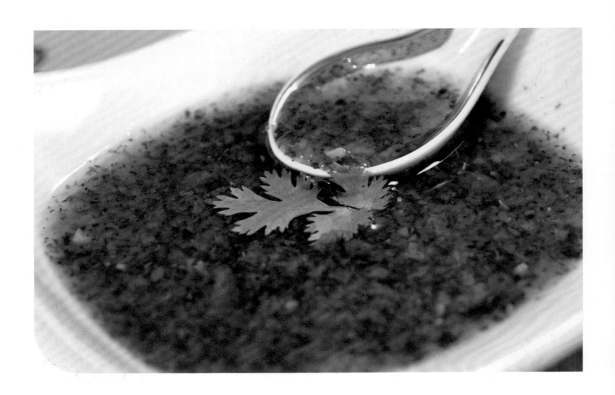

養生木耳甜湯 （12人份）

材 料

白木耳1兩

黑木耳1兩

冰糖70公克

人蔘鬚8條

枸杞適量

水6000cc

作 法

1. 先將黑、白木耳泡水過後洗淨，用調理機切成木耳泥。
2. 將木耳泥放入水中和人蔘鬚煮至膠狀，放冰糖及枸杞即可。

熱 量	醣 類	脂 肪	蛋白質	膳食性纖維
346.1大卡	86.57公克	0.3公克	1.92公克	8.08公克

調飲系列
一養生五茶飲

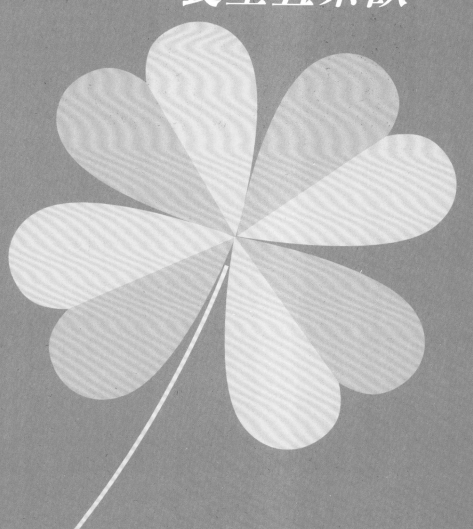

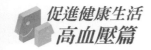

蜜果香汁

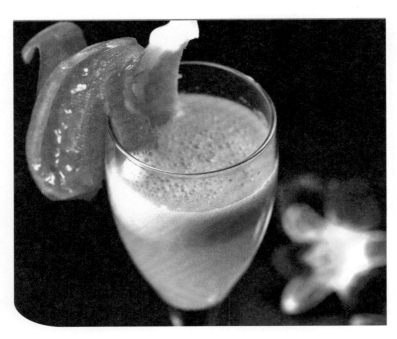

材 料

蘋果50公克

苦瓜40公克

番石榴30公克

水200cc

蜂蜜5cc

番茄30公克

冰糖5公克

梅粉1公克

作 法

1. 蘋果去皮，準備50公克；苦瓜洗淨去籽，準備40公克；番石榴洗淨，準備30公克（不含籽）；番茄洗淨，準備30公克。
2. 將材料放入去渣電動果汁機，加入水200cc、蜂蜜5cc、冰糖5公克、梅粉1公克，打勻即可。

熱量	醣類	脂肪	蛋白質	膳食性纖維
86.2大卡	21.69公克	0.3公克	0.99公克	2.77公克

蔬果菜汁

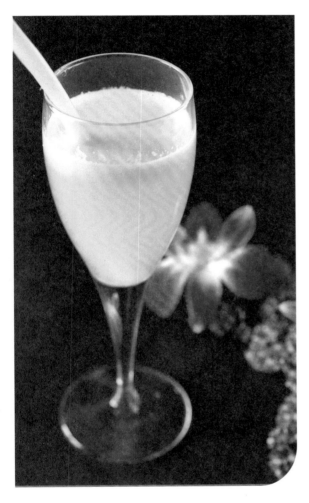

材　料

西洋芹50公克

鳳梨40公克

蘋果20公克

水200cc

冰糖8公克

葡萄柚30公克

作　法

1. 西洋芹洗淨，準備50公克；鳳梨去皮，取果肉40公克；蘋果洗淨，準備20公克；葡萄柚取果肉30公克。

2. 將材料放入去渣電動果汁機，加入水200cc、冰糖8公克打勻即可。

熱　量	醣　類	脂　肪	蛋白質	膳食性纖維
74.8大卡	18.68公克	0.31公克	0.83公克	1.69公克

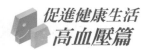

紅蘿蔔鮮蔬汁

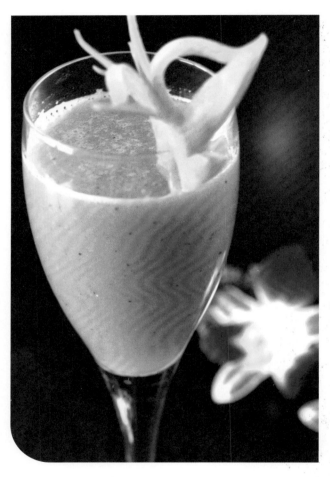

材　料

紅蘿蔔50公克

鳳梨40公克

橘子30公克

蜂蜜10cc

葡萄（去皮）40公克

水200cc

作　法

1. 紅蘿蔔去皮洗淨取50公克，鳳梨去皮取果肉40公克，橘子去皮，取果肉30公克，葡萄去皮，取果肉40公克。
2. 將材料放入去渣電動果汁機，加入蜂蜜10cc、水200cc打勻即可。

熱量	醣類	脂肪	蛋白質	膳食性纖維
101.5大卡	25.44公克	0.44公克	1.31公克	2.61公克

南島降壓果汁

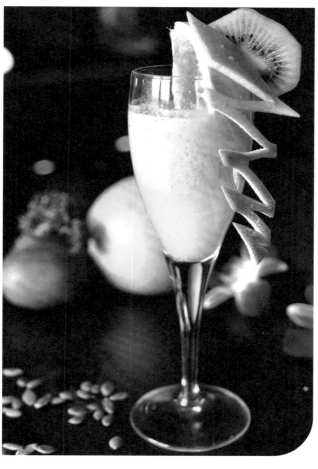

材　料

蘋果30公克

南瓜子10公克

番石榴50公克

蜂蜜10cc

奇異果50公克

水200cc

作　法

1. 蘋果去皮取30公克，番石榴洗淨取50公克，奇異果去皮取50公克，南瓜子（先放入烤箱預烤5分鐘）取10公克。
2. 將材料放入果汁機，加入蜂蜜10cc、水200cc，打勻即可。

熱量	醣類	脂肪	蛋白質	膳食性纖維
150.1大卡	24.6公克	4.99公克	3.94公克	3.62公克

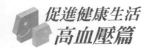

菊花決明子紓壓茶

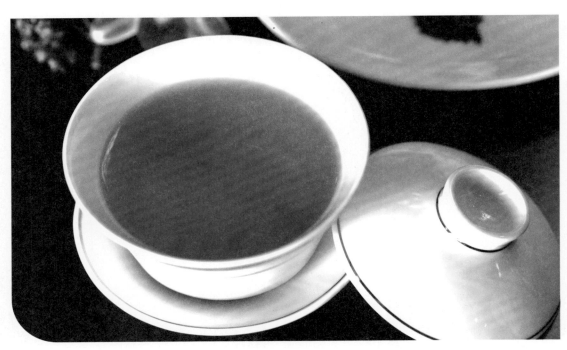

材料

決明子20公克

菊花12公克

山楂12公克

沸水800cc

作法

1. 將材料用藥材包包好，加入沸水800cc，加蓋放置5～10分鐘，即可當茶飲用。

熱 量	醣 類	脂 肪	蛋白質	膳食性纖維
11.4大卡	2.87公克	0公克	0公克	0公克

促進健康生活
高血壓篇

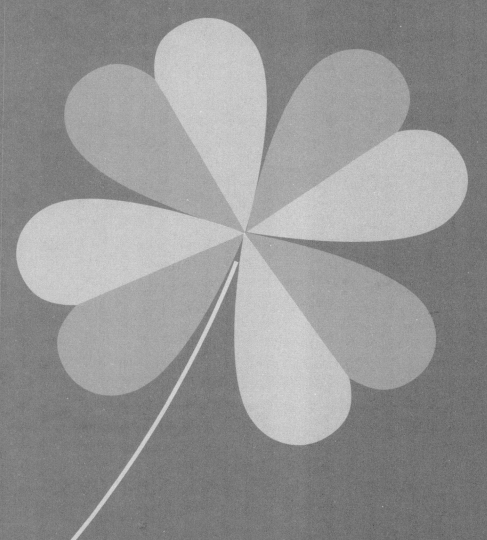

運動篇

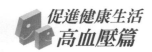

　　人的血壓在一天當中會有所變動。在早上六時至十時為最高，從早上十時至下午六時，血壓大致穩定；之後，血壓逐漸下降，至早上三時為最低，再逐漸回升。因此，單次的測量血壓並不能代表真正的血壓值。另外許多因素也會影響血壓的高低。例如，身體活動和壓力都會使血壓升高；在休息和放鬆的情況下，血壓值較低。因此，在診斷為高血壓之前，必須經過多次的測量才能加以判定。美國聯合國家委員會報告成人血壓分級如**表五**。

表五　血壓分級及運動建議

等　　級	收縮壓	舒張壓	運動建議
理想血壓	≦120	≦80	正常運動
正常血壓	121～129	80～84	正常運動
正常但偏高的血壓	130～139	85～89	中低強度有氧運動
輕度高血壓	140～159	90～99	中低強度有氧運動（需醫師同意）
中度高血壓	160～179	100～109	強度有氧運動（需醫師同意）
重度高血壓	≧180	≧110	不宜運動（飲食控制）

　　高血壓可以透過飲食控制、藥物治療和生活型態的改變來加以控制是無庸置疑的，而規律低強度的有氧運動對於血壓控制的正面效果，已獲得不少研究證實。根據「美國醫學會期刊」的研究報告指出四千多名在十八至三十歲的年輕人做了長達十五年的追蹤觀察後發現，如果年輕人可以在這個年齡區間保持良好的運動習慣，中年之後出現高血壓、糖尿病及其他新陳代謝疾病的比例，可降低二成以上，尤其對輕度與中度的高血壓患者更能有效地降低血壓值，在收縮壓約降8-10mmHg，而舒張壓約降7-8mmHg。然而不適當的運動對高血壓患者卻可能造成致命的傷害，因此本篇希望

經由以下相關的探討，提供高血壓患者正確可行運動處方籤。以下分「血壓與運動的關係」、「運動對高血壓患者的效益」、「高血壓患者參與運動所應注意的事項」、「高血壓患者的運動處方」及「高血壓患者的運動保健方法」等五部分加以說明。

血壓與運動的關係

血壓的控制機轉為神經系統、激素、壓力感受器、心臟動脈系統的功能、靜脈系統的功能與末梢血管的阻力等。目前，運動降低高血壓患者的機轉，還不是很清楚，不同類型高血壓患者中，機轉可能會有不同。根據崔凌震於二〇〇七年十二月提出運動抗血壓機轉之研究報告彙整如下：

■ 運動改變自主神經的作用

心臟收縮壓與舒張壓受交感神經分泌的正腎上腺素或兒茶酚胺的影響，運動能使其濃度轉低，運動使交感神經活性減少，副交感神經亦有減緩降低活性的結果。因此，低度運動會改變高血壓患者自主神經之交感神經與副交感神經在調控血壓和心跳等血液循環之生理作用。

■ 運動改善腎素與血管張力素作用

降低腎素與血管張力素系統之活性，因而重新設定壓力受體生理功能及促進動脈血管之舒張。高血壓平均動脈壓下降者，同時會有腎血管阻力與血液腎素活性降低的現象發生。

■ 增加胺基乙磺酸（牛磺酸）

胺基酸中之胺基乙磺酸具有抗高血壓作用，可能是降低心血管疾病危險因子之重要物質之一。動物補充胺基乙磺酸，可以有效地降低原發性高血壓患者之高血壓症狀，甚至每天六公克的胺基乙磺酸，連續七天的劑量，就可呈現降低血壓的效果，低

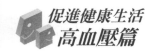
強度的運動訓練，具有降低血壓的效果，可能與運動訓練後，增加血液中胺基乙磺酸
有關。

■ 運動促進血管舒張因子的作用

身體活動時，人體透過舒張周邊血管，即暫時性的降低血壓，可能是運動中血
液的氧化氮分泌增加的作用。血液中氧化氮是由血管內皮細胞製造的血管舒張因子之
一，運動中經由神經肌肉聯結處之乙醯膽鹼與血管內皮細胞因血流剪力刺激的結果，
會引起血管內皮細胞增加分泌氧化氮的作用，因而引起血管擴張，血壓降低。

■ 運動促進胰島素敏感度及降低胰島素濃度

交感神經調控胰臟分泌胰島素。血中胰島素的代謝情況影響血壓。血中胰島素增
加，會促進腎臟對鈉離子的吸收，因而增加血液總量，血壓上升。運動會增進人體細
胞對胰島素的感度，降低血液中的胰島素的濃度。血液中胰島素濃度降低，同樣會調
控，減少鈉離子的吸收，因而降低血壓。此與運動改善胰島素的敏感度有關。

■ 運動改變周邊血管結構

人體運動時，因骨骼肌收縮，血液需求量大增，因此，人體血液會重新分配，大
約85％的血液會分配到運動的骨骼肌中，而且安靜時心臟每心鐘平均會輸出5公升血
液量，改變增加到25公升的血液量，人體周邊血管系統因骨骼肌運動需要大量血液，
必須加快供應血液，同時又需快速將缺血送回心臟，進行肺循環，產生充氧血，在進
行體循環供應血輸送氧的任務。因此，人體周邊血管系統就會產生結構上的改變，增
加血管密度與數量，以應付運動時之需要，因而降低周邊血管阻力，而進一步降低血
壓。

■ 運動降低血液中血管內皮細胞素-1

血管內皮細胞素-1（endothelin-1）由血管人皮細胞製造，具有使血管收縮的作
用，同時還會增進血管平滑肌增殖活性。因此，可能也有調控血管收縮、改變血壓之
功能，甚至可能也與血管粥狀硬化之形成有關。

■ 運動降低血液中發炎物質

血液中發炎物質濃度上升與血壓升高有關。經常從事身體活動之受試者、血液中呈現較低的發炎標記物質，而且身體活動不受性別、心血管疾病、年齡、種族、身體質量指數、糖尿病、高血壓等因素之干擾，只要有較高的身體活動量，血液中發炎物質就有較低的現象。

■ 改善血管硬化程度

老化與高血壓會使動脈逐漸退化，會增加血管壁內層的鈣與膠原含量，因而血管會肥大，而且血管硬化程度就會越來越嚴重，因而進一步提升血壓。長時間從事規律劇烈運動或耐力型的運動訓練之中老年男性，一般動脈血管硬化程度均比不運動的同儕小。

■ 運動改變某些基因表現

人體組織細胞在運動壓力下的刺激，會引起參與運動動作之細胞生理與基因長期適應上的改變。例如：研究證實運動訓練會增加骨骼肌細胞內粒腺體之數量與體積，血管內皮細胞氧化氮合成酶基因表現，也會因適應長期身體活動需要而改變。

■ 運動訓練改變腎功能

腎臟可調控人體鈉含量、血漿量及心輸出量，它在原發性高血壓患者血壓持續上升中發揮重要作用，運動訓練可能改變腎功能而降低血壓。

■ 運動緩解胰島素

胰島素過多是高血壓患者發生高血壓及增加糖尿病、過度肥胖、高三酸甘油脂的潛在機轉。運動訓練可緩解患者血中三酸甘油脂過多的情形。事實上，運動預防高血壓或降低高血壓之作用，應該是多方面的效果，共同交互作用產生的現象。除了上述機轉外，其他如增加前列腺素-E（prostaglandin-E）的分泌，降低類哇巴因物質的製造，增加尿中多巴胺血管舒張緩素的排除等，都可能是重要因素。而運動降低血液中膽固醇、血脂肪等作用，進一步降低粥狀硬化之形成等也是重要效果之一。

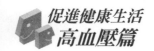

運動對高血壓患者的效益

　　治療高血壓的方法有很多，運動可說是一種很好的自然療法，正確規律的運動方式，不但可以有效的降低血壓，對於心血管疾病的預防，有正面的功效。不過「水能載舟，亦能覆舟」，如果方法不對，往往最有效的方法也最危險，高血壓患者由於長期承受較大的壓力，血管容易變得較硬、沒有彈性，相對的，從事運動的危險率也就提高。

　　運動對高血壓患者病況的舒緩有所助益，長期從事耐力運動可提升體適能，並降低血壓，若欲從事重量訓練，應選擇較低的負荷比較適宜。不同類型的體適能活動，與高血壓發病率之間的關係已得到證實。

　　耐力運動有降低血壓的效果，尤其長期的參與有氧運動則更為明顯。運動所降低的血壓有賴於持續的運動來保持，一旦運動中止，所降低的血壓可能再回升。交感神經系統作用減弱時，血壓較易降低，長時間的參與耐力運動可降低交感神經的作用，進而達到降低血壓的效果。

　　體重是影響血壓的重要因素，尤其是肥胖者的體內聚集大量脂肪，且血液中胰島素濃度較高，較多的胰島素會增加交感神經的活性。

■ 長期耐力訓練

　　若時常從事耐力運動，則可將體內多餘的能量消耗掉並避免脂肪囤積，同時血液中的胰島素濃度會降低，末梢血管對胰島素的敏感性也會升高，這是耐力運動有利於降低血壓的重要因素。**表六**為長期耐力訓練相關文獻彙整。

表六　長期耐力訓練相關文獻

出　處	對　象	運動／研究方式	研究結果
美國Paffenbarger 等人（1968）	1931-1940年間賓州大學7,685位男性校友	問卷調查	運動與高血壓高病率呈現負相關，每週運動少於五小時者，罹患高血壓的機率，就會增加30%。
英國的British Civil Servants 研究（1980）	17,944位男性公務員，年齡四十五至六十五歲	無心血管疾病史。共追蹤八年半	研究結果顯示，有規律運動者，心血管疾病的發生率是3.1%；沒有運動者的發生率是6.9%。
英國British Regional Heart Study（1991）	針對7,735位男性，年齡四十至五十九歲	心血管疾病史。共追蹤八年	研究結果顯示，有規律中等強度（最大心跳速率的60-70%）運動者比沒有運動者，其罹患心血管疾病的危險性減少50%。
美國Hagbery（1990）	一般民眾	有氧運動	受試者在參與後，約有70%受試者的收縮壓和舒張壓有顯著降低。
美國運動醫學會（1993）聲明	輕度和中度的高血壓患者	耐力性有氧運動	血壓大約下降10mmHg～13mmHg。
美國Honolulu Heart Program（1994）	日本裔美國人8,006位男性，年齡四十五至六十八歲	長期追蹤二十三年評估每天的身體活動量，分成低、中、高三組	心血管疾病的發生率方面，高活動量組比低活動量組減少5%。在心血管疾病的死亡率方面，高活動量組比低活動量組減少15%。

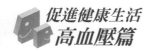

（續）表六　長期耐力訓練相關文獻

出　處	對　象	運動／研究方式	研究結果
美國愛荷華州婦女健康研究（1997）	40,417位停經婦女的研究，年齡五十五至六十九歲	追蹤七年	在心血管疾病的死亡率方面，不運動者是有規律運動者的兩倍。每週有四次或四次以上中等強度運動者，其心血管疾病的死亡率比不運動者少47％。每週有四次或四次以上強度運動者，其心血管疾病的死亡率比不運動者少80％。
Petrella（1998）	高血壓患者	十週每週三次和每次五十分鐘以上健走	收縮壓平均下降13mmHg，舒張壓平均下降10mmHg。
美國的護士健康研究（1999）	72,488位婦女年齡四十至六十五歲沒有心血管疾病和癌症病史	共追蹤八年	每週走路至少三小時者或每週運動至少一個半小時者，罹患心血管疾病的機率比沒有運動者減少30％至40％。
美國哈佛大學校友健康研究（2000年）	7,307位老年男性校友，平均年齡66.1歲	共追蹤五年（1988～1993年）以每週體能消耗量做為評估標準	每週體能消耗量小於1000仟卡者為對照組，其罹患心血管疾病的相對危險性分別如下：每週體能消耗量1000～2000仟卡者，減少20％；2000～3000仟卡者，減少20％；3000～4000仟卡者，減少26％；4000仟卡以上者，減少38％。

（續）表六　長期耐力訓練相關文獻

出　　處	對　　象	運動／研究方式	研究結果
美國哈佛大學校友健康研究（2000年）	12,516位男性校友，年齡三十九至八十八歲，平均年齡57.7歲	共追蹤十六年（1977～1993年）研究	研究追蹤期間共有2,135位發生心血管疾病。結果顯示，以每週體能消耗量小於500仟卡者為對照組，則其罹患心血管疾病的相對危險性分別如下：每週體能消耗量500～1000仟卡者，減少10%；1000～2000仟卡者，減少19%；2000～3000仟卡者，減少20%；大於3000仟卡者，減少19%。
美國的婦女健康研究（2001年）	針對39,372位健康婦女，年齡大於或等於四十五歲	追蹤七年（1992～1999年）	研究期間共有244位發生心血管疾病。以每週體能消耗量小於200仟卡者為對照組，罹患心血管疾病的相對危險性如下：體能消耗量200～599仟卡／週者，減少21%；600～1499仟卡／週者，減少45%；≧1500仟卡／週者，減少25%。
美國哈佛大學校友健康研究（2003年）	7,337位男性校友，平均年齡六十六歲	共追蹤七年（1988～1995年）研究	研究追蹤期間共有551位發生心血管疾病。以代謝當量做為運動強度的標準，分為四組，代謝當量0～2者為對照組，罹患心血管疾病的相對危險性分別如下：代謝當量3者，減少14%；代謝當量4者，減少31%；代謝當量≧5者，減少28%。

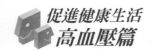
■ 肌力（阻力）訓練

一般並不鼓勵高血壓患者從事強度較強的重量訓練，因為從事重量訓練時血壓會升高，若對血管或是心肌形成較高負荷，對健康反而不利；較低強度的循環訓練（circuit training）對血壓不會產生不利的影響，也適合高血壓患者參與。在實施重量訓練時，血壓盡量不要超過150／100mmHg，如此才能維護運動者的安全。**表七**為肌力（阻力）訓練相關文獻彙整。

表七　肌力（阻力）訓練相關文獻

出　處	對　象	運動／研究方式	研究結果
Tipton（1984）	一般民眾	循環式重量訓練最大負荷的40%～50%，每組動作八至十次	運動過程中收縮壓小於150mmHg和舒張壓小於100mmHg，不會對患者產生不利的影響。
Harris、Holly（1987）	高血壓患者	九週循環式重量訓練	收縮壓未發生改變，舒張壓從平均96mmHg降至91mmHg。
Steward 等人（1990）	一般民眾	重量訓練	重量訓練比走路更容易使血壓上升，若實施等長收縮訓練，會產生努責效應，使得胸腔內壓上升，導致血壓升高。
Kokkinos 等人（2001）	一般民眾	阻力訓練	沒有明顯降低血壓。
美國運動醫學會	一般民眾	漸進性阻抗訓練	安靜收縮壓和舒張壓，都具有統計學上的明顯降低，大約下降3mmHg。
Ray 和 Carasco	血壓正常的成年人	五週訓練，每週四次，每天四次，每次三分鐘以30%的最大肌收縮的靜力握力運動	安靜舒張壓降低5mmHg，具統計學上的顯著下降，而安靜收縮壓沒有統計上的顯著降低。

（續）表七　肌力（阻力）訓練相關文獻

出　處	對　象	運動／研究方式	研究結果
Kiveloff 和 Huber	高血壓成年患者	五至八週靜力運動訓練，所有大肌肉群收縮六秒，每天三次，每週進行五天	安靜收縮壓降低了16～43mmHg，舒張壓降低了2～24mmHg，降低明顯。血壓正常的人沒有明顯降低。
Hill	一般民眾	十一至十八分鐘的阻力訓練	運動後一小時，舒張壓有統計學上的顯著性降低；而安靜收縮壓沒有顯著地降低。
O'Connor等人	女性	三十分鐘阻力訓練	運動後兩小時的移動血壓的效應，安靜收縮壓沒有統計學上的明顯變化，但是在80%的強度條件下運動後一分鐘和十五分鐘，以及60%的強度條件下，運動後一分鐘的收縮壓明顯的升高。

■ 小結

依據上述文獻之相關論述，運動對高血壓患者之良好效應為：

1. 有規律運動患者之血壓比不運動患者為低。

2. 中低強度有氧訓練能降低血壓，在高血壓患者表現上更加顯著。

3. 經運動訓練後會降低血壓，血壓在訓練前後之差異約4～21mmHg之間。

4. 有規律的耐力運動，降低老年人血壓較年輕人顯著。

5. 規律運動會延緩高血壓的形成，非規律運動則有較高35%的機會罹患高血壓。

6. 耐力運動訓練降低血壓的作用，在男性和女性是相似的。

7. 阻力運動對運動後，一直到二十四小時內的血壓影響很小。

8. 低強度優於高強度的運動訓練，且低強度運動訓練的安全性較高。

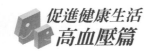

高血壓患者參與運動所應注意的事項

　　運動訓練可降低血壓，俾益高血壓患者。降低血壓所需要的運動頻率、強度、時間、負荷量，應隨高血壓類別、體適能情況而定。一九九五年，「美國疾病控制和預防中心」、「美國心臟協會」、「美國運動醫學會」及「美國一般外科醫師協會」共同發表一份有關運動的聲明指出，運動量比運動強度更為重要。因為研究發現，既使運動的強度減少，只要運動足夠，一樣有助於改善身體健康狀態，因之，建議高血壓患者的運動處方如**表八**。

表八　高血壓患者的運動處方

資料來源	運動頻率次／週	運動強度 VO_2max	運動時間（分）	運動型式	消耗能量（千卡）
衛生署	3－5	40～70%	＞30	有氧運動	無資料
美國運動醫學院（2000）	3－7	40～70%	30－60	有氧運動	700～2000
Kukkinos等人（2000）	3－5	40～70%	30－60	有氧運動	1000～2000

　　依據**表八**，運動訓練計畫主要以有氧運動為基礎，並附加阻力運動訓練。至於運動頻率、強度、時間和負荷量都要比正常人的運動訓練為低。所以運動計畫的擬定注意事項如下：

1. 確定運動目標：高血壓患者的運動目標主要是將血壓降至140 / 90 mmHg 以下。

2. 安全上的考量：高血壓患者參與運動時應特別注意運動安全問題，尤其是運動所引起的猝死狀況更須預防。高血壓患者從事運動前，不可忽略熱身運動（warm up），運動結束後也要做緩和運動（cool down）。

3. 電解質與腎臟功能：攝取較多的食鹽會使更多的水分儲存於體內而使血壓增高，除了鹽分外，若體內的鈣與鉀離子含量不足也會引起高血壓，應注意維持電解質的適當濃度。

4. 其他因素：心理壓力較大也會使血壓上升，參與耐力性運動可舒解心理壓力，有利於正常血壓的維護。

高血壓患者的運動處方

高血壓患者要使用運動療法前應與主治醫師商談，尤其是續發性高血壓的患者，須經醫師同意後，才可從事運動訓練。因此本書針對原發性高血壓提出運動處方的原則。在提出運動處方前先對以下名詞做一說明：

1. 等長收縮：用力時肌肉長度與關節角度不變的訓練方式。

2. 等張收縮：用力時關節移動張力不變的訓練方式。

3. 離心收縮：用力時肌肉被動伸展長度增加的訓練方式。

4. 最大反覆（RM）：指某一肌群能夠不休息完成既定次數的反覆運動，且不致於產生肌肉疲乏的最大負荷量。RM之前的數字愈大，表示重量愈重，故反覆操作的次數愈小，如1RM＞2RM＞3RM（重量大小）。

5. 強度（負荷）：即重量。

6. 反覆（次數）：即一重量持續反覆次數。

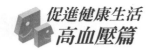

7. 頻率：每週訓練次數，如每週訓練二至三次。

8. 代謝當量（MET）：1MET等於一公斤的體重在一分鐘內消耗3.5毫升的氧氣。除此之外，MET還可以用來表示人體熱量消耗的情形，1MET等於一公斤的體重在一小時內消耗一大卡的熱量。

運動處方簡單的說就是有目的、有計劃的從事運動，進而達到健身的效益，因此，在設計運動處方時要考慮運動種類、運動強度、運動頻率、運動持續時間和漸進原則等五個要領以及運動總量以下將逐一介紹：

1. 運動種類：有氧運動是最有益於心肺適能的提昇，凡是有節奏、全身性、長時間、且強度不太高的運動都是理想的有氧運動。適合的運動項目：(1)全身性的運動項目；(2)節奏性的運動項目；(3)輕鬆性的運動項目。像快走、慢跑、有氧舞蹈、跳繩、上下臺階、游泳、騎腳踏車等運動都有助於心肺適能的提升。但不宜從事促使血壓急速上升的運動，例如重量訓練（等長訓練）、高緊張度、精神壓力大之競賽等運動。

2. 運動強度：一般以最大攝氧量或最大心跳率來表示，最大攝氧量的40%～70%或最大心跳率的40%～75%之間均可，通常前者較不易測量，所以多以後者代替。計算公式如下：最大心跳率＝220減年齡

   運動時心跳數＝最大心跳率×（40%～75%）

   例如：60歲高血壓患者運動目標心跳

   最大心跳率 220－60＝160（次）

   運動時心跳數 160×（40%～75%）＝84～120（次）

3. 運動頻率：每週至少三次為宜。

4. 運動持續時間：開始時至少每次十分鐘，再依個人狀況採漸進方式增至三十分鐘以上。

5. 漸進原則：開始運動時，應依自己的健康和體能狀況從事適當運動，而後逐漸增加運動時間和強度，但應避免一次運動量太大，或運動負荷增加太多。

6. 運動總量：運動總量需達一千分鐘以上，大約八至十週（每次四十分×每週三次）左右才會有顯著效果出現。

運動處方的相關資訊整理如**表九**及**表十**。

表九　各種適合高血壓患者運動處方的項目及注意事項

運動項目	強度／頻率／時間	實施要點與注意事項
快走 慢跑	40%～75%最高心跳率 每週運動四至五次 每次二十分鐘以上	保持正常呼吸，不可過度屏息，穿著寬鬆衣服及慢跑鞋。由於對膝關節的負荷較大，須充分熱身，膝關節受傷者不宜。
太極拳	40%～75%最高心跳率 每天一次以上 每次二十分鐘以上	太極拳柔中帶勁，重心轉移的流暢有助於肌肉的協調和平衡的訓練，是很好的運動，但因多在屈膝的狀態下移轉重心，單腳承重關節的負荷很大，因此膝關節有問題者不適合。
伸展操 健康操	40%～75%最高心跳率 每天一次以上 每次十五分鐘以上	從事之前應先藉由身體活動將體溫提升，高溫度的肌肉血液飽和度及黏滯性較高，因此較不易受傷。增加柔軟性，有助於預防肌肉關節退化，建議每天實施。
肌力訓練	循環式進行 15RM以上為原則	應避免做上肢負荷重的動作及活動，如等長訓練、上肢推舉及搬抬家具，此型式的活動，會造成血壓突然升高。
元極舞	40%～75%最高心跳率 每天一次以上 每次二十分鐘以上	第一、二節動作比較緩和，也較簡單，且重複多次，適合年紀大或初學者。第三、四節動作較複雜又快，必須有老師分解動作，由慢動作練得純熟才能配合正常的速度。
外丹功	40%～75%最高心跳率 每天一次以上 每次二十分鐘以上	動作較緩和，很適合老人，只是每一項運動持續的時間較長，初學者不必勉強，宜漸進學習。
瑜珈	每週三次 每次三十分鐘以上	對關節肌肉的柔軟度幫助最大，但一定要緩慢進行，每個人的柔軟度不同，不要心急，不要和別人比。否則很容易拉傷。
韻律舞 社交舞	每週三次 每次三十分鐘以上	適合喜歡舞蹈，不喜歡機械化、制式化動作的人，配合音樂的律動放鬆心情。

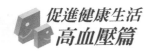

（續）表九　各種適合高血壓患者運動處方的項目及注意事項

運動項目	強度／頻率／時間	實施要點與注意事項
單車	40%～75%最高心跳率 每週三次 每次三十分鐘以上	須調整適宜座椅高度、舒適穩固的坐墊及踏板以及注意騎乘安全。夜間及視線不佳時需使用車燈及穿戴反光物品。
有氧舞蹈	40%～75%最高心跳率 每週三次 每次三十分鐘以上	以低衝擊有氧（Low-impact）為主，不宜過多高衝擊（High-impact）動作及階梯有氧，膝關節受傷者不宜。

表十　高血壓患者運動對健康體適能的影響效果

項　目	心肺適能	體重控制	肌力適能	柔軟度	撞擊性	趣味性	方便性	備　註
快走	好	很好	較無效果	不好	低	低	方便	
社交舞	普通	好	較無效果	普通	低	高	不方便	
太極拳	好	好	普通	普通	普通	普通	方便	
重量訓練	普通	普通	很好	不好	高	低	不方便	需專人指導
慢、快跑	很好	很好	較無效果	不好	高	低	方便	需醫師建議
伸展操	不好	好	好	很好	高或低	低	很方便	
桌球	普通	普通	不好	不好	普通	高	方便	
有氧舞蹈	很好	很好	好	好	低或高	高	不方便	需醫師建議
游泳	很好	好	好	普通	低	高	不方便	
健康操	好	好	好	好	高或低	普通	方便	
登階運動	好	好	普通	不好	高	低	方便	需醫師建議
騎腳踏車	很好	很好	普通	不好	普通	普通	視環境而定	
跳繩	好	好	好	不好	高	低	很方便	需醫師建議
爬山	好	好	好	不好	低	高	視環境而定	需醫師建議

高血壓患者的運動注意事項與保健方法

■ 患者運動保健注意事項

高血壓患者的血壓,並不像一般健康人,在從事運動訓練療法時,必須要格外注意安全的問題。

1. 先請專業醫師健診,了解自己的能力。

2. 運動訓練前先做運動能力檢測,可連續下蹲十至二十次或原地慢跑十五秒鐘,若無不適症狀,則可進行訓練。

3. 運動前、後測試血壓沒問題再來運動訓練。

4. 運動處方採低強度、次數多、長期性的有氧運動以及漸進性負荷原則,應持之以恆、循序漸進,切莫急於求成或半途而廢。

5. 在平時,血壓越高者,運動強度要越低,可配戴馬錶以掌握心跳數。

6. 運動前做熱身運動、運動後做緩和運動。

7. 運動前、中、後適時和適量的補充水分。

8. 若運動中發現有頭暈、胸痛、心悸、臉色蒼白、盜汗等情形時,應立即停止運動。

9. 避免冷熱溫差大的環境運動,尤其高血壓患者早晨的冠狀動脈張力高,易出現心絞痛、猝死等心血管意外事件,特別早上六時至上午十時,故最佳運動時應在下午。飯後不能立即運動,一般建議飯後一至二小時方可開始運動。晚飯後散步也是很好的選擇。

10. 避免做不安全的運動,例如:過度低頭、倒立、閉氣、提重物運動、高強度運動。

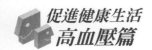

11. 不要從事強度太大和快速激烈的運動，尤其是競技性體育活動。

12. 在健身房做力量運動時，避免多關節運動，以單關節運動及15RM（最大反覆次數）以上為主。

13. 高溫或寒冷時適當減少運動量，或改變運動項目。

14. 禁洗冷水浴（使血管收縮和周邊血管阻力增加，易誘發高血壓或心絞痛），也不宜在活動後立即洗熱水浴。

15. 運動宜結伴及攜帶急救藥品，活動地點應選在居住地或工作場所附近。

16. 禁在無人監護區游泳及慎做深呼吸和與屏氣有關的動作。

17. 選擇場地寬闊，環境安靜，避免擁擠以及吵雜，以保持心境的安寧。

■ 自我保健方法

積極的自我調治方法有：

1. 安排一些有益於身心健康，消除緊張因素，保持血壓穩定的活動。

2. 按摩保健：按摩頭部，用兩手食指或中指擦抹前額，再用手掌按擦頭兩側太陽穴部位，然後將手指分開，用前額向枕後反覆梳理頭髮，每次五至十分鐘。按摩頭可以清明頭目，使頭腦清醒，脹痛眩暈消減，頭部輕鬆舒適，血壓隨之下降；以及擦腰背、點血壓點等法，如雙手握拳用力上下摩腰背部位，每次三至五分鐘，具有補腎強腰、降血壓的作用。血壓點在第六頸椎兩側五公分處，點穴按壓可以通經活絡，降低血壓。

3. 俯臥姿倒捏脊：請助手從大椎向腰部方向捏脊。此法可以舒通腎脈、降低血壓。

4. 揉肚腹：病人仰臥，用雙手重揉加壓，按順時針方向按揉腹部，每次三至五分鐘，可以疏通腹氣，健肺、胃，有降血壓的作用。

5. 拍打腳底：每天拍打腳底湧泉穴（在腳底中央呈人字形交叉，交叉的凹處即是）一百次（次數以腳底帶點紅、感到熱為基準），連續操作二至三個月，就可使血壓安定，接近正常值（周淑媚，1993）。

6. 手指腳趾按摩運動：用拇指及食指夾住另一手指的側面，從指尖至指跟先做摩擦法，接著用力按壓法，最後再揉捏按摩法。從右手拇指開始依食指中指的順序來按摩，再左手、右腳、左腳的順序。所有指頭都要充分按摩，如此可收降低血壓的功效。

7. 穴位按壓：以穴位按摩依序於太陽穴、百會穴、風池穴、曲池穴、內關穴、足三里穴、湧泉穴。每個穴位順時針和逆時針各按摩十六圈，以病人感覺局部酸脹、皮膚微紅為宜。每天上午、下午各按摩一次，每次約花十五分鐘左右。三週為一個療程。

8. 金雞獨立：雙眼微閉，做「金雞獨立」，是養生專家中里巴人推薦的養生法。每天做「金雞獨立」一分鐘，對高血壓、高血糖、頸腰椎病有幫助，還可遠離老年痴呆！

■ 運動保健法

經常活動或體適能活動，可引起周邊血管擴張，增加鈉的排出，降低交感腎上腺和腎素血管緊張素系統的活性，運動可以減肥、提高胰島素的敏感度，降低血脂，因而有助於降低血壓。但是，高血壓患者在參加耐力運動前，應進行必要的檢查。最好能做心電圖分級運動試驗，以明確患部所能承受的運動量，確保安全。運動方式應根據自己的年齡、體質、病情等選擇適宜的運動方法，包括散步、慢跑、健身操、太極拳、氣功等，不宜選擇運動過大、身體擺動幅度過大及運動頻率較高的運動項目。高血壓患者的運動訓練頻率、強度、時間、和方式需要加以注意，俾利運動產生最佳的降低血壓作用。

結　論

　　高血壓健康促進的方法除了平日注重健康飲食、營養的獲得、減少食鹽的攝取量等，加上持續地做有助降低血壓的規律性運動之外，還需學會紓解壓力保持愉快的心情並注意日常生活作息養成健康的好習慣，不抽菸、不喝酒以及做好定期的健康檢查（包括每日量血壓）。此與中國醫書《皇帝內經》曰「飲食有節、起居有常、不妄作勞、度百歲而去」是一樣的養生觀念。高血壓防治方法一般著重在飲食與運動控制和服藥（但具有副作用且費用高），也有研究採用非藥物的輔助療法：如針灸療法、穴位按摩、足浴療法、耳穴按壓、穴位埋線、穴位貼敷、按摩運動等保健方法達到預防與治療的目的。

　　總而言之，飲食與運動控制和採用非藥物的輔助療法，可避免高血壓服藥的副作用和降低醫療成本，同時亦可預防慢性病的發生，減少死亡率。你若能依循本書專家學者的建議，相信定能遠離高血壓而朝向健康之路邁進。

參考文獻

高美丁總校閱，彭巧珍等合著（2008），《膳食療養學》（二版），華格那企業有限公司。

董氏基金會，http://www.jtf.org.tw。

方進隆（1991），〈運動飲食與高血壓〉，《運動與健康》，頁77-90，漢文書局。

林頌凱（2009），〈運動降血壓，不可不知3大要訣〉，《康健雜誌》，第6期。

曲錦域（1983），《中國醫學百科全書：運動醫學》，上海科學技術出版社。

崔凌震、宋壬夫（2007），〈運動與高血壓〉，《臺中學院體育》，第4期，頁6-16。

蔡櫻蘭（1995），〈高血壓的運動療法〉，《國民體育季刊》，24卷4期，頁83-90。

周淑媚（1993），《手腳按摩健康法》，漢風。

行政院衛生署（2008），「台灣地區高血壓、高血糖、高血脂盛行率調查期末報告」，2010年2月10日取自http://health91.bhp.doh.gov.tw/study.htm。

陳建仁、白其卉、游山林、簡國龍、曾慶孝、蘇大成、黃麗卿（2003），「台灣地區高血壓、高血糖、高血脂之盛行率調查期末報告」，行政院衛生署國民健康局，2010年2月8日取自http://health91.bhp.doh.gov.tw/study2.htm。

中里巴人（2009），《求醫不如求己》，京中玉國際圖書。

歐欣儀（2008），《耳穴按壓對高血壓個案心率變異性之成效探討》，中國醫藥大學護理學系碩士班碩士論文。

行政院衛生署國民健康局（2004年7月19日），〈高血壓防治手冊——高血壓偵測、控制與治療流程指引〉，2010年3月1日取自http://health91.bhp.doh.gov.tw/study.htm。

丁柔安（1999），《臨床高血壓》，藝軒。

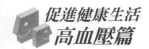
張景勳、張耀文、陳永煌、高東煒、柯景馨、羅慶徽（2004），〈2003年世界衛生組織（WHO）／國際高血壓學會（ISH）對高血壓處置之聲明〉，《中華職業醫學雜誌》，11卷1期，頁1-10。

黃麗春（2005），〈耳穴療效與治療手法的體會〉，《台灣中醫臨床醫學雜誌》，11卷3期，頁226-230。

American College of Sport Medicine (ACSM) (1993). Physical activity, physical fitness and hypertension. Position stand. *Medicine Science Sports Exercise*, 25 (10), i-x.

American College of Sport Medicine (ACSM): Guidelines for Exercise Testing and Prescription (2000) (6th ed) (p206-210). Baltimore: Lippincott Williams & Wilkins.

Araksawa, K. (1993). *Hypertension and Exercise Clinical and Experimental Hypertension*, 15(6), 1171-1179.

Best, B. (n.d.). Sudden Cardiovascular Death. Retrieved 2007-1-10 from http://www.benbest.com/health/cardio1.html.

Couch, S. and Krnmmel, D. (2008). Medical Nutrition Therapy for Hypertension. In Mahan, L. K. and Escott-Stump, S. (Eds.), *Krause's Food and Nutrition Therapy* (12th ed., p.880, 1250). U.S.A: W.B. Saunders Company Publishers.

Framingham.com (2006). Profile of the Framingham Heart Study. Retrieved 2007-1-19 from http://www.framingham.com/heart/profile.htm.

Gava, N. S., Veras silva. A. S., Negrao, C. E., & Kreiger, E. M. (1995). Low-intensity exercise training attenuate cardiac 19-adrenergia. Tone diary exercise in ctaneousl hypertensive rats. *Hypertension*, 26(2), 1129-1133.

Hagberg, J. M. (1990). Exercise fitness and hypertension. In C. Benuad, R. I. Shephad, T. Shephad. *Exercise Fitness and Health*. (pp.455-466). Champaign, (IL): Human Kinetics.

Kokkinos, P. F., Narayan, P., & Papademetriou, V. (2001). Exercise as hypertension therapy. *Cardiology Clinics*, 19 (3), 507-516.

Mc Ardlc, W. D., Katch. F. I. & Katch, V. L. (2001). *Exercise Physiology* (5th ed.) Baltimore, MD: Lippicott Williams & Wilesins.

Paffenbarger, R. S. Jr., Thorne, M. C., & Wing A. L. (1968). Chronic disease in former college students: Characteristics to hypertension in later years. *American Journal of Epidemiology*. 88, 25-32.

Pepellin, r., Escourrod, P., Gauthier, J. P., & Rowell, B. (1994). Crotia baroreflex control of blood pressure and heart rate in men during dynamic exercise. *Journal of Applied Physiology*, 77, 520-526.

Petrella, R. J. (1998). How effective is exercise training for the treatment of hypertension, *Clinical Journal of Sport Medicine*, 8 (3), 224-231.

Rankinen, T., & Bouchard, C. (2002). Genetics and blood pressure response to exercise, and its interactions with adiposity. *Preventive Cardiology*, 5 (3), 138-144.

Reavev, P. D., Barvettconner, & Edelstein, E. (1993). Relation between leisuretime physical activity and blood pressure in older women. *Circulation*, 83, 408-411.

Stanton, J. A., & Lowenthal, D. T. (2000). The evidence for lifestyle modification in lowering blood pressure in the elderly. *Amateur Journal of Geriatric Cardiology*, 9 (1), 27-33.

Stewart, K. J., Effron, M. B., & Valenti, S. A. (1990). Effects of diltiazer or propranolol during exercise training of hypertensive men. *Medicine Science Sports Exercise*, 22, 171-177.

The fifth report of the Joint National Committee on Detection, Evaluation, and Treatment of High Blood Pressure (JNC-V). (1993). *Archives of Internal Medicine*, 153, 154-183.

The Seventh Report of the Joint National Committee on Prevention, Detection, Evaluation, and Treatment of High Blood Pressure: the JNC 7 report. JAMA. 2003 May 21;289(19):2560-72. Epub 2003 May 14.

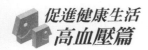
The sixth report of the Joint National Committee on Detection, Evaluation, and Treatment of High Blood Pressure (JNC-VI). (1997). *Archives of Internal Medicine*, 157, 2413-2446.

Tipton, C. H. (1984). Exercise training and hypertension. *Exercise and Sports Science Reviews*,12, 245-360.

促進健康生活——高血壓篇

主　　　編／劉顯達
作　　　者／美和技術學院餐旅管理系等
出　版　者／揚智文化事業股份有限公司
發　行　人／葉忠賢
總　編　輯／閻富萍
地　　　址／台北縣深坑鄉北深路三段 260 號 8 樓
電　　　話／(02)8662-6826
傳　　　真／(02)2664-7633
網　　　址／http://www.ycrc.com.tw
　E-mail ／ service@ycrc.com.tw
印　　　刷／鼎易印刷事業股份有限公司
　I S B N ／ 978-957-818-953-9
初版一刷／ 2010 年 4 月
定　　　價／新台幣 250 元

國家圖書館出版品預行編目資料

促進健康生活—高血壓篇／劉顯達主編；美
和技術學院餐旅管理系等著. -- 初版. --
臺北縣深坑鄉：揚智文化, 2010.04
　　面；　公分
參考書目：面

　ISBN　978-957-818-953-9（平裝）

　1.高血壓　2.保健常識

415.382　　　　　　　　　　99007036